Vas a ser
mamá
Cómo prepararse para la lactancia

Alicia Rodríguez Torres
Lorena García Esteban

Vas a ser
mamá
Cómo prepararse para la lactancia

EDICIONES PIRÁMIDE

COLECCIÓN «GUÍAS PARA PADRES Y MADRES»

Director:
Francisco Xavier Méndez
Catedrático de Tratamiento Psicológico Infantil
de la Universidad de Murcia

Diseño de cubierta e ilustraciones: Gerardo Domínguez

ADVERTENCIA
Las autoras y el editor renuncian explícitamente
a hacerse responsables de cualquier accidente o
perjuicio (personal, económico o de otra índole)
que se pueda sufrir como consecuencia, directa
o indirecta, de la aplicación de cualquiera de los
contenidos de esta obra.

© Alicia Rodríguez Torres
   Lorena García Esteban
© Ediciones Pirámide (Grupo Anaya, S. A.), 2016
Juan Ignacio Luca de Tena, 15. 28027 Madrid
Teléfono: 91 393 89 89
www.edicionespiramide.es
Depósito legal: M. 37.781-2016
ISBN: 978-84-368-3661-5
Printed in Spain

Índice

Prólogo

Esta obra nace de la ilusión de sus dos autoras de aportar, desde su visión humana y profesional como matronas, su granito de arena al campo de la maternidad, el posparto y la crianza.

Es habitual que cuando una mujer se queda embarazada, se produzca en ella una paulatina transformación, día a día, para ser madre. El sentimiento normal de la mujer gestante es la esperanza por lo que le deparará el futuro, pero también la preocupación por lo incontrolable, por lo desconocido, por que en definitiva «todo vaya bien».

En el camino de la maternidad, la búsqueda de información se vuelve fundamental. La mayoría de las inquietudes de la embarazada se enfocan en el momento del parto, el cual sin duda es un hecho clave en su vida como mujer y en la bienvenida del niño que se ha gestado en su interior durante tantas semanas. Otra duda habitual de las parejas que se están preparando para ser padres, es el cuidado del recién nacido, y ¡no es para menos! El bebé es una personita que llega al mundo sin manual de instrucciones (para pesar de muchos) y al que poco a poco tenemos que ser capaces de comprender, proteger, cuidar y, por supuesto, amar.

Curiosamente, el amamantamiento es a menudo un tema que pasa desapercibido durante el embarazo y que, sin embargo, va a abastecer al bebé (el cual ya muestra signos de querer mamar dentro de las dos primeras horas del nacimiento) de casi todas sus necesidades básicas: alimento, calor, seguridad, afecto. El bebé puede parecer una criatura compleja, pero realmente no pide mucho, e, irónicamente, es el pecho de su mamá el que puede dárselo todo, y no solo en el momento presente, sino también como un seguro de salud física y psicológica futuras.

Por eso con el libro que sostienes ahora en tus manos pretendemos abordar la esencia de la lactancia; cómo funciona el pecho; por qué dar de mamar constituye fuente de salud y de vida tanto para la mamá como para su bebé, pero también para la pareja, la familia y la sociedad en general. Asimismo, mostraremos el mecanismo del amamantamiento, los entresijos de este hermoso diálogo entre madre y bebé, y la importancia de que ambos disfruten de un contacto estrecho y continuado para que esta relación se produzca de una manera fluida y sin interferencias. También encontrarás entre estas páginas recomendaciones basadas en búsquedas bibliográficas actualizadas que puedan dar respuesta, si lo necesitas, a tus dudas y a posibles complicaciones que se puedan presentar (o no) y contribuir a desmitificar muchas cuestiones en torno a la lactancia que en los últimos años se han venido dando por ciertas sin serlo realmente.

Es este un libro actual, que también trata, entre otros temas, aspectos muy relacionados con la lactancia, como la vuelta a casa, el colecho, el porteo o la separación del bebé por ingreso o enfermedad, y que aporta igualmente información legal de interés para la mamá que se incorpora al trabajo y que desea mantener la lactancia.

Esperamos que disfrutes de su lectura, que saltes de un capítulo a otro sin orden predeterminado, en función de lo que más te interese y te pueda aportar en tu lactancia.

Agradecemos enormemente como matronas, tener la suerte de escuchar y presenciar las experiencias, dudas y descubrimientos de todas las madres, padres y bebés en el fantástico mundo de la lactancia, pues son ellos los verdaderos expertos; nosotras canalizamos ese valioso conocimiento para que otras familias, como por ejemplo la que tú estás creando ahora mismo, podáis disfrutar de lo que significa dar de mamar.

Las autoras

1
¿ES DIFÍCIL AMAMANTAR?
Un repaso por la historia de la lactancia

La primera pregunta que debemos plantearnos al comenzar a leer este libro es: ¿por qué necesitamos un manual que nos enseñe cómo amamantar si durante generaciones se ha llevado a cabo sin necesidad de un estudio previo?

Entre las razones que explican que las mujeres de estas últimas generaciones encuentren más dificultades a la hora de amamantar a sus bebés podríamos destacar sobre todo factores sociales y culturales, como la pérdida del concepto de tribu, que permitía a las mujeres observar parir a otras, amamantar a sus bebés y criarlos. Si hemos perdido ese modelo de aprendizaje, obviamente pueden resultarnos mucho más complicadas no solo la lactancia, sino también la crianza del bebé. A esto se une el hecho de que estamos inmersos en una cultura occidental que se caracteriza por una sociedad cada vez más individualista en la que priman el valor del tiempo y de la satisfacción material inmediata y la consecución rápida de objetivos sobre el disfrute de las experiencias vitales con nuestros iguales, sin prisas, con paciencia. La mujer actual puede sentir en este aspecto que además de tener que conservar su puesto de mujer, laboralmente productiva en la sociedad, debe ser capaz de asumir el rol de madre a la perfección, y esto ha de afrontarlo sin los apoyos suficientes ni los modelos previos para el aprendizaje.

Otro aspecto importante a tener en cuenta es la separación de la madre y del bebé al poco de nacer, lo que puede interferir de manera importante a la hora de iniciar el vínculo y la creación de conexiones neurohormonales en la madre que la preparen para proteger y criar a su recién nacido.

La lactancia podría definirse como un fenómeno codificado genéticamente en nuestro ADN desde hace millones de años, que tiene lugar cuando se permite el desarrollo de vínculos entre la mamá y el bebé, esto es, la reprogramación del cerebro de la madre que la prepara para la crianza. Sin duda el denominado «piel con piel» o «método madre canguro» (KMC, por sus siglas en inglés: *kangaroo mother care*) desempeña un papel fundamental, como comentaremos en un capítulo dedicado a ello. Por otro lado, los aspectos socioculturales son un componente indisociable de la identidad humana, de modo que nuestro ambiente tiene a su vez una enorme capacidad de influir, positiva y negativamente, en la parte biológica que hemos mencionado anteriormente. Cuando hablamos de ámbito cultural, nos referimos sobre todo a las mujeres más próximas a la madre, pero también a los mensajes subliminales que puede recibir de la publicidad, la televisión, el cine, etc.: esos medios en los que vemos a bebés gorditos alimentados con fórmulas que prometen unos ingredientes estrella que la leche materna no solo ya iguala, sino que supera con creces en calidad a la artificial.

La lactancia materna o natural debe ser entendida como un fenómeno innato —nacemos con la capacidad de amamantar y de ser amamantados— en el que desempeña un papel fundamental el aspecto cultural, es decir, aprender a través de la transmisión de los conocimientos del arte de amamantar entre generaciones.

■ ¿QUÉ HA SUCEDIDO EN LOS ÚLTIMOS AÑOS PARA QUE HAYAMOS ASISTIDO A UNA PROGRESIVA Y DEVASTADORA PÉRDIDA DE ESTA CULTURA DE AMAMANTAMIENTO?

Trataremos de encontrar una respuesta a esta pregunta a través de la historia. Así, podemos observar que distintos fenómenos históricos en los siglos xix y xx fueron los detonantes del cambio en el modo de alimentación de los niños, como la **Revolución Industrial o las guerras mundiales.** Todo ello supuso **la incorporación progresiva de la mujer al mundo laboral asalariado,** en un caso por el esplendor productivo, que requería mucha mano de obra, y en otro a causa de la marcha de los hombres al frente. En estas circunstancias, la crianza y el amamantamiento de los niños eran vistos como auténticos obstáculos laborales y fue entonces cuando las leches de fórmula o artificiales surgieron como la salvación, la *liberación feminista*. Por supuesto los fabricantes de dichos sucedáneos encontraron un lucrativo negocio para su producto, que se empezó a comercializar en forma de leche condensada primero y leche evaporada después hasta llegar a la leche de polvo actual. Para más inri, el esplendor industrial supuso el paso de una vida rural a una vida urbana, con la consecuente pérdida de transmisión cultural y apoyo de otras mujeres en temas de lactancia y crianza.

En esos momentos los avances en el terreno científico y la introducción de la leche artificial como un método alternativo, junto con el alzamiento del concepto de maternidad científica, transforman el paradigma imperante y **se extiende entonces una fe ciega en los avances científicos medibles y observables en perjuicio de la propia capacidad de la mujer para gestar, parir, amamantar y criar, con su consecuente pérdida de empoderamiento.** Se considera que lo industrial es más perfecto que lo natural, y esto conduce inexorablemente a una atención del parto en el ámbito hospitalario y a la realización de rutinas perjudiciales para el establecimiento de la lactancia.

Por su parte, el doctor Nils Bergman explica que la leche de fórmula está obtenida a partir de una especie distinta a la del ser humano, la vaca, en la que la cría es capaz de caminar y seguir a su madre desde el nacimiento y solo necesita alimentarse unas pocas veces al día, en comparación con las características biológicas propias del ser humano, que nace un año antes de estar tan maduro como otros mamíferos para que su capacidad encefálica no suponga un impedimento a la hora de atravesar una pelvis más intrincada como consecuencia de una bipedestación evolutiva. Los bebés humanos nacen antes de estar tan desarrollados como otras especies porque su cabeza seguiría creciendo en el útero hasta que llegara un momento que no sería posible que atravesaran la pelvis durante el parto, pelvis que por su parte se ha visto modificada a raíz de que nuestros antepasados comenzaran a caminar sobre dos patas. Esa es la razón por la que los seres humanos nacemos tan indefensos y necesitamos ser transportados constantemente y alimentados siempre que tengamos ocasión.

¿Y cuáles fueron las consecuencias de la expansión de las leches artificiales? Pues un empeoramiento de la salud y supervivencia de los bebés, sobre todo en los países en vías de desarrollo, donde se alcanzaban unas cifras de mortalidad infantil mucho más altas que con lactancia materna debido a problemas como malnutrición, infecciones y diarrea.

> Diversos autores señalan que los sucedáneos de leche materna para alimentar a los lactantes han sido el mayor experimento realizado sin control por el hombre, basado en sustituir la leche de la propia especie por otra sin tener en cuenta las diferencias en la calidad de la leche y las consecuencias a largo plazo en la salud de los niños.

Una de las primeras en poner de manifiesto la gravedad de la situación fue la pediatra Cecile Williams en 1939, en su conferencia titulada *Murder and Milk*. En ella realiza una cruda puesta en escena de la situación de los niños alimentados con leche condensada en lugar de leche materna en los distintos sectores de la población de Singapur, instando a la propia población a levantarse en contra de la publicidad engañosa de las fórmulas artificiales para lactantes. Sin duda, sentó un precedente para los siguientes movimientos en defensa de la lactancia materna, como la creación de la asociación IBFAN (International Baby Foods Action Network), nacida de la reunión internacional sobre la alimentación del lactante y el niño pequeño organizada por la OMS y UNICEF en 1979 y a la que acudieron organismos gubernamentales y sanitarios internacionales. De dicha reunión surgió además un importante documento: el llamado **Código Internacional de Comercialización de los Sucedáneos de Leche Materna,** aún vigente en la actualidad y cuya misión era establecer una serie de normas que controlasen la indiscriminada publicidad de los fabricantes de sucedáneos, así como transformarla en una información veraz que perjudicase lo menos posible a la lactancia materna, la más saludable y deseable para los niños.

Pero volvamos un momento más atrás en el tiempo y dediquemos unos párrafos a la figura de la **nodriza** a lo largo de la historia. Como todo el mundo sabe, la nodriza era aquella mujer encargada de amamantar a sus propios hijos además de a los hijos de otras mujeres por lo general de clase alta para las que dar el pecho era un signo de desprestigio. De ella ya existían referencias desde la antigüedad, en los mundos griego y romano, o incluso mucho antes, en la era babilónica. Pero ojo, porque también existieron clases trabajadoras de mujeres que se vieron obligadas a recurrir a las nodrizas o amas de cría para poder trabajar.

El fenómeno nodriza se extendió por Europa en los siglos XVI al XIX pero cobró mayor auge en Francia, país en el que el negocio del amamantamiento de alquiler llegó a estar regido legalmente a fin de proteger a los niños y asegurar la remuneración de las nodrizas. **Dicha lactancia mercenaria se saldó con un índice de mortandad infantil que duplicó e incluso triplicó el de aquellos que eran amamantados directamente por su propia madre,** lo que dejó patente el establecimiento del vínculo materno-filial para la supervivencia del bebé. Con los descubrimientos de Louis Pasteur en el campo de la esterilización y aplicados a la mejora de los sucedáneos de leche, el empleo de nodrizas fue decreciendo hasta su casi desaparición definitiva a principios del siglo xx.

A mitad del mismo siglo, resurge un nuevo momento de incorporación de la mujer al mundo laboral, con el consecuente impulso de las fórmulas artificiales para lactantes. Dichas fórmulas, por sus características, eran mucho más difíciles de digerir que la lactancia materna, por lo que debían pasar períodos más largos entre toma y toma. El problema vino cuando las recomendaciones para el biberón empezaron a seguirlas aquellas mujeres que deseaban amamantar, puesto que un amamantamiento con horarios rígidos, la famosa frase «10 minutos en cada pecho y cada 3 horas», no hizo otra cosa que arruinar la producción láctea de las mujeres y, por tanto, dar lugar a muchas lactancias fallidas bajo el pretexto generalizado de «no tener leche suficiente».

En este ambiente, que podría diagnosticarse como incapacidad generalizada para amamantar y en el que para que la lactancia funcionara bien había que contar con algo más que un golpe de suerte, surge en Estados Unidos un grupo de siete madres cuyas lactancias exitosas constituyen una motivación para realizar reuniones domésticas con otras mujeres embarazadas o con problemas de lactancia a fin de aportar información, experiencia, consejos, apoyo y un lugar seguro y libre donde expresarse fuera de las rígidas recomendaciones «supuestamente científicas». Deseosas de reivindicar la lactancia materna, y como medida de apoyo mutuo, deciden fundar en 1964 en Illinois la Liga de la Leche Internacional (LLLI), asociación de carácter oficial que también obtuvo el respaldo de ciertos profesionales sanitarios y que perdura hasta nuestros días.

Se puede decir que la LLLI fue una de las pioneras en promover cambios en la atención a los cuidados del bebé, así como en fomentar la confianza de las mujeres en su propio cuerpo en una época en que el parto comenzaba a estar muy medicalizado. Dicha asociación actuó como resorte para el inicio de un camino destinado a que la mujer moderna retomara el control sobre sí misma y el cuidado de la familia.

Actualmente, la LLLI es una organización no gubernamental miembro del Consejo Asesor de UNICEF, de la Organización de las Naciones Unidas y de la Organización Mundial de la Salud, además de socia principal y fundadora de la Alianza Mundial a favor de la Lactancia Materna (WABA). Esta última es una red mundial de asociaciones destinada a la promoción y la defensa de la lactancia materna en el mundo.

La Liga de la Leche Internacional fue una de las vanguardistas en el tema de concertar reuniones de madres para tratar temas como la lactancia materna y el cuidado de los hijos. Actualmente continúan realizando reuniones gratuitas en lugares públicos en muchas partes del mundo. Si te interesa consultar si se celebran reuniones cerca de tu domicilio, no tienes más que echar un vistazo a su página web: **www. laligadelaleche.es/grupos_de_apoyo/index.htm.**

Otro portal donde puedes encontrar información general sobre todos los grupos de lactancia actuales en España (unos en centros de salud y otros autogestionados en la comunidad) es **www.ihan.es/grupos-apoyo.**

Ante los bandazos que ha sufrido la lactancia materna durante la historia, nos permitimos una pequeña reflexión. Está claro que atendiendo a la célebre frase «ante circunstancias desesperadas, medidas desesperadas», los períodos de crisis sociales suponen cambios y medidas radicales y precipitadas que pueden funcionar bastante bien o a medias para salvaguardar a una sociedad concreta en un momento histórico delicado o en transición. Lo que ocurre es que el reto está en adaptar cada momento y cada circunstancia concretos a la situación más factible, estableciendo un orden de prioridades.

Como hemos visto, la Revolución Industrial, las guerras y la incorporación de la mujer al mundo laboral; la promesa industrial de los beneficios de los sucedáneos como parche ante la ausencia de una madre que debe trabajar para sacar adelante a la familia; la tecnología, que, lejos de mejorar la salud de las madres y bebés en la atención al nacimiento y en la crianza, a veces se convierte, más que en herramienta, en obstáculo o en condicionante, dejando de estar al servicio de la naturaleza para estar cada vez más en contra de ella.

Debemos preguntarnos si las herramientas están siendo utilizadas correctamente, o si son las adecuadas. ¿No sería de más ayuda para aquellas personas que acaban de ser madres o padres recibir apoyo y empoderamiento para su lactancia y el cuidado de su hijo, estar auspiciados por unas leyes que protejan la conciliación familiar y laboral o disponer de una baja maternal y paternal más larga? ¿Podría ayudar el cumplimiento exquisito del Código Internacional de Comercialización de los Sucedáneos de Leche Materna a controlar una industria arrolladora que pone en peligro la confianza de las madres en su propia condición de mamíferas, industria que muestra en su publicidad que los bebés alimentados con biberón son más guapos, más gordos y supuestamente más felices? ¿No se ahorrarían muchísimos problemas de lactancia si todos los profesionales sanitarios estuviéramos actualizados en lactancia materna para guiar nuestras acciones y consejos con base en una sólida evidencia científica? ¿No serían estas actuaciones la verdadera cura para la epidemia general de problemas que se encuentran tantas mujeres y sus parejas día a día para dar el pecho en cualquier parte del mundo?

RECUERDA

- La lactancia materna ha sido la forma de alimentación propia de la cría del ser humano desde hace miles de años.

- La pérdida de la cultura de la lactancia se ha debido a diversos factores sociales y culturales en los últimos siglos.

- La existencia de los grupos de lactancia supone un apoyo inestimable para las mujeres que quieren amamantar.

2

EL PECHO POR DENTRO

FORMA Y FUNCIÓN DEL ÓRGANO DE LA LECHE

El conocimiento de nuestro cuerpo siempre nos ayuda a saber lo que nos pasa. En esta ocasión, el conocimiento de nuestra mama y de la función que cada parte desempeña en la lactancia nos permitirá disfrutar de esos momentos tan íntimos con el bebé, pero también controlar y resolver los pequeños problemas que en algunos momentos puedan aparecer.

Por eso, a continuación se exponen algunas cuestiones sencillas que nos permitan conocer la anatomía y funcionalidad de ese órgano.

■ LA MAMA EN SU ASPECTO EXTERNO

Existen variedad de formas y tamaños de mamas. Su tamaño se corresponde con la cantidad de grasa más que con la glándula en sí; por ello, sobra decir que el tamaño del pecho nada tiene que ver con la mayor o menor capacidad de producir leche. Otro factor que cambia de unas mujeres a otras es la forma del pecho, pues dependerá de la edad, la etnia y la etapa vital.

Durante el embarazo, la glándula sufre una evolución espectacular y los alveolos experimentan un gran desarrollo (su aspecto recuerda al de un racimo de uvas). Cada alveolo (cada uva) se encarga de producir leche. De los alveolos salen un conjunto de conductos de pequeño calibre que en su descenso se van uniendo a otros de mayor tamaño que transportan la leche al exterior a través de los orificios situados en el pezón.

Alrededor del cuarto o quinto mes de embarazo, los alveolos empiezan a activarse, y es entonces cuando la futura mamá puede sorprenderse al encontrar secreción que fluye al exprimirse el pezón.

Los alveolos producen de forma continua leche, la cual se almacena en su interior y en el de los conductos, donde se queda esperando hasta su salida. Cabe añadir, además, que durante el desarrollo de la mama gestante a los alveolos acuden una serie de células del sistema inmunitario que tendrán mucho que ver con la composición rica en defensas de la leche.

■ EL PEZÓN

El pezón es una estructura clave para la lactancia en el que se diferencian dos partes: la punta y la areola (circunferencia con forma de galleta). Los pezones cuentan con una serie de glándulas sudoríparas y sebáceas que, aparte de mantener la zona protegida y lubricada, le otorgan un olor característico que más tarde le servirá al recién nacido para reconocer a su mamá.

El pezón también posee en su superficie numerosos receptores sensoriales encargados de recibir y enviar mensajes al cerebro relacionados con la fabricación y expulsión de la leche. La salida de esta tiene lugar normalmente a través de los conductos que drenan en la punta del pezón, aunque en alguna ocasión puede suceder que salga también por algún conducto localizado en la areola (es normal y no debe preocuparnos).

Durante el embarazo, los pezones sufren una serie de cambios: se oscurecen y aumentan de tamaño. Además, tras el parto, y con la consecuente disminución de estrógenos, pueden sentirse más sensibles y doloridos con el roce al principio.

■ HORMONAS DE LA LACTANCIA

A continuación vamos a conocer las hormonas estrella de la lactancia.

Prolactina

Secretada por la hipófisis (en la base del cerebro), es la hormona de la lactancia por excelencia. Es la encargada de estimular la secreción de leche.

Es importante señalar que después del parto, concretamente con la expulsión de la placenta, las hormonas del embarazo disminuyen (progesterona y lactógeno placentario). Igualmente, los niveles de prolactina empiezan a caer paulatinamente durante los primeros cuatro días, pero después experimentarán picos en sangre relacionados con la estimulación del pezón. Los picos de prolactina que se produzcan en las primeras seis semanas, sobre todo en los primeros siete días tras el parto, son esenciales para determinar la producción de leche para el resto de la lactancia.

¡Por eso es tan importante poner al bebé al pecho lo antes posible y de forma frecuente durante su primer mes de vida!

Si tras el parto la mama no se estimula, la prolactina acaba desapareciendo, y con ella la producción de leche en unas dos o tres semanas.

Se ha estudiado que **los picos más altos de prolactina se producen unos 20-30 minutos después de la succión del pezón.** Es decir, que después de succionar, el cerebro entiende que necesita mandar un nuevo chute de prolactina a la sangre para asegurar una buena producción de leche para la siguiente toma.

Las tomas nocturnas son igualmente importantes porque la prolactina tiene un repunte durante el sueño nocturno.

Aunque la prolactina ya se encuentra presente durante el embarazo en un nivel estable, la progesterona y el lactógeno placentario secretados por la placenta bloquean su acción al competir por los mismos receptores mamarios. Por eso, durante el embarazo no se secreta leche, sólo algunas gotas o costra de calostro (como veremos posteriormente; una mención aparte es la lactancia en tándem).

También se ha observado que el bebé al mamar traga parte de la prolactina, la cual podría colaborar en la absorción de sustancias nutritivas en su intestino en desarrollo.

Oxitocina

Conocida comúnmente como la hormona del amor. La secreta la hipófisis, y su función es expulsar la leche del alveolo cargado y facilitar su drenaje al exterior. Su acción es vital porque favorece que la parte grasa de la leche, que tiende a adherirse a las paredes del alveolo, pueda despegarse y salir junto con el resto de la leche.

La **estimulación directa del pezón es el principal causante del pico de oxitocina.** Otros estímulos también influyen en la secreción de leche, como aquellos **visuales, sonoros y emocionales relacionados con el bebé** (su intensa mirada, oír su llanto, ver una foto, pensar en él...). Con el consecuente pico de oxitocina, se produce la eyección o salida de la leche, lo que se conoce como «reflejo de eyección láctea». No es que durante la toma se produzca más leche, sino que esta sale más rápidamente al exterior.

Reflejo de oxitocina

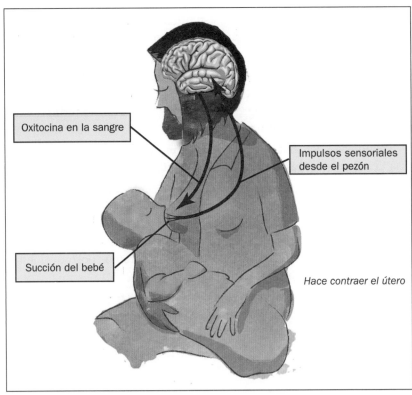

Funciona antes o durante la mamada para hacer que la leche fluya.

El tiempo que normalmente tarda en desencadenarse dicho reflejo, desde que se comienza la estimulación del pezón, es de aproximadamente un minuto (aunque varía de unas mujeres a otras). Es decir, que cuando el bebé succiona el pezón (o la madre observa una fotografía de su bebé, por ejemplo), al cabo de más o menos un minuto la leche empieza a fluir espontáneamente. Curiosamente, el mensaje también llega al pecho del que el bebé no está mamando en ese momento, el cual puede empezar asimismo a gotear leche.

No es de extrañar que los primeros días la mamá note molestias en el abdomen que coinciden con los momentos en los que pone al bebé al pecho. ¡Tranquilidad! Son los famosos entuertos, esto es, contracciones del útero para facilitar su vuelta al estado normal y evitar sangrados. La oxitocina también es responsable de ellos. (¡Otra muestra de lo sabio y eficiente que es nuestro cuerpo!)

Las hormonas del estrés (adrenalina, cortisol...) ejercen un efecto inhibidor sobre la oxitocina. El porqué de ello se entiende mejor si nos ponemos en «modo documental»: una hembra que amamanta y cuida de sus crías en plena naturaleza, y que percibe la cercanía de un depredador, segrega adrenalina para huir o luchar, y además evita ir dejando un rastro de leche fácilmente reconocible.

■ OTRAS HORMONAS QUE INTERVIENEN EN LA LACTANCIA

Hormonas tiroideas, insulina, corticoides y los factores de crecimiento.

■ FIL

El llamado **Factor Inhibidor de la Lactancia (FIL)** es una proteína presente en la leche cuya función es la de autorregular la producción láctea. El FIL es, digamos, el patrón de la fábrica encargado de vigilar la velocidad de la producción de la leche y su contenido en grasa.

Cuanto más llenas están las mamas, mayor es la tensión producida por la leche sobre el tejido, lo que estimula la liberación del FIL. Es decir, que cuando la mama «ya no puede estar más llena», el FIL la avisa de que debe enlentecer su producción para asegurar su propia supervivencia, por un lado, y para amoldarse a la demanda que se hace de ella, por otro. Cuando el niño mama con frecuencia y eficacia, se lleva consigo el FIL y, por tanto, se elimina la inhibición sobre la mama.

El lado negativo de esta situación es que si pasan largos períodos de tiempo sin vaciar las mamas, o si estas se vacían de manera incompleta, por un lado el flujo de la leche puede verse obstruido y por otro la propia producción de la leche puede llegar a extinguirse al entender la mama el mensaje: «cada vez me necesitan menos para alimentar al bebé». Pero es que además de ir produciendo cada vez menos leche, esta tendrá menos contenido en grasa por efecto del FIL.

La velocidad a la que las células sintetizan la leche está directamente relacionada con la velocidad de vaciado de la misma. Cuanto más rápidamente y con más frecuencia se remueva la leche del pecho, más rápidamente volverá a fabricarse.

A los seis meses del parto, los niveles en sangre de prolactina disminuyen de forma natural hasta alcanzar los valores previos al embarazo; pero en este punto la mama ya actúa como glándula autorregulada casi exclusivamente a través del FIL.

LA SUBIDA DE LA LECHE

Tras el parto, el paulatino descenso de las hormonas de la gestación provoca que al segundo o tercer día se produzca la subida de la leche, es decir, la aparición de casi todos sus componentes finales. Para que se produzca este fenómeno, es necesario que exista un importante aporte de sangre a las mamas que colabore en la formación y el transporte de las nuevas sustancias de la leche madura; de ahí los síntomas de tensión, calor y dolor moderado. Cabe mencionar que hay mujeres que notan estos síntomas (algunas utilizan la famosa expresión «los pechos se ponen como piedras»), pero también hay otras que no perciben dicha subida de una manera tan marcada o apenas la notan.

La subida de la leche suele ocurrir alrededor del segundo o tercer día posparto (hasta en un 25 % de las mujeres puede llegar pasado el tercer día) y responde al **desencadenamiento hormonal favorecido por la expulsión de la placenta.** No obstante, la succión del calostro de forma frecuente, eficaz y precoz favorece que la mama vaya desarrollando cada vez más receptores de prolactina para el futuro.

Una vez que la subida se ha producido, la cantidad de la leche obtenida va a depender casi por completo de la eficacia de la succión. De ahí la importancia del vaciado frecuente de las mamas una vez que la subida de la leche se ha producido.

En conclusión, la subida de la leche va a ocurrir, antes o después (e independientemente de si se trata de un parto vaginal o de una cesárea), en todas las madres porque depende de la reacción hormonal derivada de la expulsión de la placenta. Una vez que la leche haya subido, su mantenimiento y su producción van a depender del trabajo que haga el bebé con su succión frecuente para drenar la mama.

¿QUÉ SITUACIONES PUEDEN PROVOCAR UN RETRASO EN LA SUBIDA DE LA LECHE?

Aunque ya hemos reiterado que la subida de la leche obedece a la salida de la placenta, es cierto que se han detectado ciertas circunstancias de riesgo que pueden entorpecerla, como **situaciones de estrés** (en el primer parto, partos largos o traumáticos, insomnio prolongado, cesáreas urgentes por riesgo de pérdida del bienestar fetal, partos prematuros).

En raras ocasiones el retraso en la subida de la leche tiene como causa la **retención de restos placentarios o quistes productores de progesterona.** En madres con obesidad y diabetes la subida de la leche puede retrasarse porque el organismo encuentre dificultad a la hora de utilizar la glucosa necesaria para fabricar la lactosa (el «azúcar» de la leche).

El uso de tetinas y suplementos de lactancia artificial los primeros días de vida también puede interferir en la instauración de la subida de la leche (existe más riesgo en el caso de prematuros, con bajo peso al nacer, con una succión defectuosa o con problemas en la técnica de amamantamiento).

Analicemos por qué esto es así: cuando damos un suplemento en lugar del pecho, estamos perdiendo la oportunidad de estimular y drenar la mama. Recordemos que si no se vacía, el FIL aparece en escena para «chivarle» a la mama que debe disminuir su producción. Por otro lado, emplear suplementos en lugar de poner con frecuencia al niño al pecho supone una fuente de estrés para la madre, que duda de si tendrá suficiente leche para su bebé, con el consiguiente impacto a largo plazo en la duración de la lactancia.

¿QUÉ PASARÍA SI LA MAMA NO SE VACIASE CON LA FRECUENCIA NECESARIA?

Como nuestro cuerpo es sabio, si la leche de la mama no se vacía con una buena frecuencia, el mensaje que damos a nuestro organismo es el de que produzca menos leche para adecuarse a la poca demanda que hacen de ella.

Por lo general, los recién nacidos necesitan mamar de ocho a doce veces en 24 horas para ajustar la producción de leche, con un promedio de 140 minutos en total al día (de 10 a 30 minutos por toma).

CONVIENE SABER...

Como la **leche se produce de forma continua** (como el corazón, que nunca descansa de bombear sangre al resto de nuestro cuerpo), resulta bastante lógico que la parte más fluida, esto es, con más azúcar, avance con más facilidad rellenando el sistema de conductos hasta la siguiente succión, mientras que la parte con más contenido en grasa, al ser más espesa, necesita la ayuda de la succión y de las contracciones de la oxitocina sobre los alveolos para terminar de desprenderse y facilitar su expulsión. **Esto quiere decir que a medida que la mama se va vaciando, aumenta su contenido calórico. Al principio de la toma, el bebé recibe menos calorías en más volumen, y al final, más calorías en menos volumen.** Si al poco rato de soltar un pecho, vuelve a pedir y le ponemos en el mismo, no ha dado tiempo a «renovar» la leche, de modo que esta seguirá siendo rica en grasas; en cambio, si pasan horas desde que tomó este pecho, o si le ofrecemos el otro pecho antes de acabar con el primero, la grasa estará más diluida por la leche «del principio».

Partiendo de esta base, se ha estudiado que **la composición en grasa que toman los lactantes depende fundamentalmente de tres elementos:**

1. La duración de la toma.
2. La frecuencia de las tomas.
3. Comer de un solo pecho o de los dos.

Según esto, entendemos mejor que sea el propio lactante el que, jugando con dichos parámetros, regule la cantidad de grasa que recibe. Por este motivo, es bueno evitar ceñirse a directrices rígidas en cuanto al tiempo y la frecuencia de las tomas, como forzar al niño a tomar de los dos pechos, y aceptar que la lactancia sea a demanda del bebé.

En cuanto a la duración de la toma, sería más correcto hablar de *volumen de leche ingerida,* dado que hay niños que drenan el pecho más rápidamente que otros; en cuanto a la frecuencia de las tomas, cuanto más habitual sea el bebé como cliente del restaurante, menos tardarán en asignarle una mesa y servirle una comida rica y nutritiva. Si el bebé no puede terminarse el último plato porque ya está satisfecho, la siguiente vez que acuda al restaurante el chef preparará un postre más ligero. Si mama de un solo pecho hasta el final, tomará «todos los platos y el delicioso postre», mientras que si le forzamos a pasar al segundo pecho antes de terminar con el primero, tomará la sopa de los dos pechos, poco filete de ninguno y ningún postre. En este último caso, se encontrará «lleno» de leche baja en calorías, y ¡ojo!: no porque la leche sea «mala», «no alimente» o «esté aguada», como se oye en algunos círculos, sino simplemente porque no se ha permitido que el bebé alcanzase el mayor contenido calórico que la leche de toda madre tiene.

¡No es problema de calidad del alimento, sino de organización en la distribución de los platos del menú!

Si dejamos mamar al bebé cuando él lo pida, y este lo drena con frecuencia y de manera eficaz, no solo aumentará el volumen de leche para la siguiente toma, sino que también su contenido graso será mayor. El pecho entiende que el niño es capaz de ingerir lo que le ofrece, y por tanto para la siguiente vez mantendrá o aumentará su contenido calórico, y será el niño el encargado de avisar al pecho de si puede o no terminarlo.

UNA REGLA DE ORO PARA LA LACTANCIA: A MÁS ESTIMULACIÓN, MÁS LECHE

Tras el parto, el pecho desconoce si debe alimentar a uno, dos o tres bebés, y cuáles van a ser sus necesidades. Por eso necesita adaptarse, comunicarse con el bebé para ajustar su producción, de modo que cuantas **más veces mame el bebé al día y cuanto más eficaz sea drenando el pecho, más leche volverá a fabricar.**

Sería muy recomendable remarcar un concepto esencial: tras la subida de la leche, la cantidad de leche que produzcamos va a depender fundamentalmente de esa comunicación que establezcamos con el bebé, especialmente durante la primera semana: **¡a más succión, más leche! Pasado un tiempo, el pecho será capaz de ajustarse con admiración a las necesidades del lactante.**

La expresión «vaciar el pecho» no es del todo acertada dado que, como hemos señalado, la producción de leche es constante. Tal vez sería más adecuado hablar de una «reposición» o «recambio» de la leche.

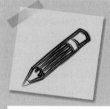

RECUERDA

- La lactancia está regulada por complejos factores hormonales.

- La prolactina es la hormona encargada de la producción de leche, y la oxitocina ayuda a su expulsión a través del pezón.

- La subida de la leche suele ocurrir hacia el tercer día después del parto.

- Si las mamas no se vacían con la frecuencia necesaria, el pecho irá produciendo menos leche en las siguientes tomas.

- Cuantas más veces mame el bebé al día y cuanto más eficaz sea el drenado del pecho, más leche se producirá en las siguientes tomas.

3
UNA RECETA PERFECTA

LA ADAPTACIÓN DE LA LECHE MATERNA A LAS NECESIDADES DEL NIÑO

Seguramente habréis oído eso de que la leche materna se adapta a las necesidades del niño. A continuación, describiremos esa adaptación.

Los componentes de la leche materna son tantos que citarlos nos llevaría gran parte del libro; sin embargo, podemos agruparlos en los siguientes grupos: grasas, proteínas (como las caseínas, las inmunoglobulinas, la lactoferrina y la alfalactoglobulina), carbohidratos (entre ellos la lactosa), agua, vitaminas y minerales. Estos componentes variarán en función de los cambios de la leche y las necesidades del bebé.

La leche puede cambiar a lo largo de un mismo día, en la propia toma y durante todo el período de la lactancia.

¿CÓMO SE PRODUCE LA ADAPTACIÓN?

Como ya vimos en el capítulo anterior, efectivamente la leche cambia a lo largo del día, y por ejemplo su producción es mayor por la noche por los picos de prolactina.

Tampoco la leche del principio de la toma es la misma que la del final. Poco a poco y a lo largo de la toma se irá transformando en un contenido más graso. De este modo la toma se convierte en un proceso dinámico en el que la leche va cambiando sus propiedades y sus componentes, adecuándose como ya hemos dicho a las necesidades del niño. Por ello debemos desechar de nuestras mentes esa idea arcaica según la cual el bebé debía estar 10 minutos en cada pecho. Cada bebé necesita un tiempo para comer. Si al niño tranquilo que tarda en comer (que no «vago», pues ninguno lo es) le retiramos del pecho a los 10 minutos, no va tomar esa parte grasa que le ayudará a recuperar energía y crecer. Será, probablemente, un niño al que le cueste ir cogiendo peso y al que el pediatra le recomendará un suplemento con leche de fórmula (para que coja peso); y, mientras tanto, la madre seguirá teniendo leche para dar y regalar. Por el contrario, si tenemos un bebé rápido en comer, se autoabastecerá enseguida, en cuyo caso, ¿por qué dejarle en el pecho más tiempo?

Debemos tener presente que ellos deciden cuánto y cuándo quieren mamar (más adelante, en el capítulo 5, veremos cuáles son los signos de hambre en el niño).

Asimismo, a lo largo de los días la leche cambia de calostro a una leche madura, pasando por una que llamamos de transición.

Quizá hemos ido demasiado deprisa; empecemos por el inicio del recorrido:

Los tres o cuatro primeros días de lactancia nos encontramos con el calostro, cuyo aspecto es el de un líquido amarillento y espeso. A pesar de ese aspecto espeso, el calostro es poco calórico, pues contiene escasa cantidad de grasa. Por el contrario, posee una gran multitud de proteínas entre las que destacan las inmunoglobulinas (sobre todo IgA), que son las que aportan a vuestro hijo la protección frente a los patógenos que lo rodean; la lactoferrina, que actúa sobre ciertos gérmenes dependientes del hierro y además contribuye a la absorción de este mineral en el intestino, y la lactoalbúmina (porción alfa[1]), factor de protección frente a algunos tipos de cáncer.

Además de su carácter hipocalórico, la cantidad de calostro se reduce a unas pocas gotas, aunque suficientes para las necesidades de nuestro hijo.

---

[1] Sin embargo, la porción beta, que es la que contiene la leche de vaca, es un gran potencial alergénico.

La leche de los primeros días es poco calórica y se produce en poca cantidad precisamente para que las tomas sean muy frecuentes.

Podemos hacer un símil entre la frecuencia de tomas y una comida más o menos copiosa en un adulto; y es que reconocerlo, papás: ¿a que cuando vais a casa de mamá y os prepara ese cocidito no pensáis en la merienda? Y a veces ¡ni en la cena! Sin embargo, cuando os coméis esa ensalada tan verde en la oficina, ¿vuestro cuerpo pide algo que echar al estómago a media tarde? Pues esto mismo pasa con el calostro, que lo podemos comparar con esa ensalada tan verde y sana pero con pocos ingredientes grasos. Las tomas son tan frecuentes estos primeros días para asegurarse la producción de leche a partir de entonces.

A partir de aquí es cuando se produce lo que muchas mujeres llaman «subida de leche» (o bajada), en la que el pecho se nota un poco más caliente, duro y firme. La leche fluye y, a veces, gotea espontáneamente; en otras ocasiones las mujeres no notan esa sensación porque el niño vacía tan frecuentemente el pecho que no da tiempo a este a llegar a esa situación.

Si continuamos el viaje, hacia el 4.º día nos encontramos con una leche de transición cuyas características varían dependiendo de las necesidades del bebé y las circunstancias individuales.

Hacia los 10 ó 15 días siguientes llegamos a la leche madura: más calórica, más grasa y con un hidrato de carbono esencial, la lactosa. Este nutriente es específico para el primer año de vida, ya que suministra el 40 % de las necesidades energéticas del recién nacido. La lactosa, cuando llega al intestino, se divide (gracias a la enzima lactasa) en glucosa y galactosa, esencial para la formación de elementos necesarios para el desarrollo del sistema nervioso central. Esta enzima (lactasa) solo se encuentra en los mamíferos infantes mientras se alimentan de leche materna. De ahí que la mayoría de las personas presenten intolerancia a la lactosa después de la infancia (en los europeos y otras poblaciones persiste esta enzima en los adultos debido a una adaptación metabólica). La lactosa también interviene en los mecanismos de absorción del calcio y el hierro y sirve de sustrato a la flora intestinal promoviendo la colonización intestinal de *lactobacilus bifidus,* que produce grandes cantidades de ácido láctico reduciendo el pH intestinal y protegiendo de nuevo a nuestro bebé frente algunas infecciones gastrointestinales.

La leche se adapta de tal forma a las necesidades del niño que las madres de bebés prematuros secretan leche con más cantidad de inmunoglobulina A y menos de lactosa para cubrir los mayores requerimientos de protección que aquellos necesitan debido a su sistema inmune inmaduro.

Por último, la leche puede cambiar de color y de sabor. Por un lado, el color varía en función de los cambios en su composición. Por otro, ante determinados alimentos que la madre ingiere (como ajos, cebollas, alcachofas, coles de Bruselas, espárragos, etc.) su sabor también se ve modificado. Pero tranquilas, mamás adictas a los espárragos, no os vamos a prohibir su consumo, solo informaros de que si el bebé rechaza el pecho o se enfada con él después de que las hayáis comido, es por este motivo. Ya cogerá el pecho más tarde; o mejor, quizá le gusta el cambio de sabor. Los bebés deben acostumbrarse a los diferentes sabores.

¿CUÁL ES LA CAPACIDAD DEL ESTÓMAGO DEL RECIÉN NACIDO?

Más o menos, ya sabemos que la lactancia materna es a demanda (véase el capítulo 5) y el niño sabe «autoabastecerse». Ahora bien, sabríamos responder si nos preguntan: ¿cuál es la capacidad del estómago del recién nacido? Pues bien, según algunos estudios, esta capacidad es de unos 20 ml, volumen que el sistema digestivo del recién nacido puede digerir a la hora, coincidiendo con sus períodos de sueño. Volúmenes más grandes de alimentos y ciclos de sueño más largos serían estresantes y se han relacionado con el reflujo, la regurgitación y la hipoglucemia. Ni que decir tiene que esos 20 ml corresponden a lactancia materna, mucho más digestiva que la leche de vaca.

Después de lo descrito en este capítulo, queremos que reflexionéis sobre si la leche artificial puede compararse con la humana. A modo de ayuda, os dejamos esta tabla comparativa entre el calostro, la leche madura y la leche artificial:

	CALOSTRO	LECHE MADURA	LECHE ARTIFICIAL
Energía	↓	↑	↑
Grasas	↓	↑	↑
Inmunoglobulina A, lactoferrina, alfa-lactoalbúmina	↑ ↑ ↑	↑	↓
Lactosa	↑	↑ ↑	↓
Vitaminas hidrosolubles (B1, B2, B3, B5, B6, B8, B9, B12 y C)	↑	↑ ↑	
Vitaminas liposolubles (A, D, E, K)	↑ ↑	↑	

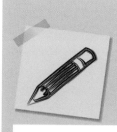

RECUERDA

- La leche materna es la única que se adapta a las necesidades de tu bebé.

- En los primeros días, las tomas deben ser muy frecuentes debido a la escasez calórica del calostro y con el fin de asegurar la producción de leche. Sin embargo, el calostro es una gran fuente de defensas.

- La lactosa, principal carbohidrato de la leche madura, contribuye al desarrollo del sistema nervioso central y a la protección del aparato digestivo.

- Hay mujeres que pueden no notar la famosa «subida de leche» (o bajada).

4
BENEFICIOS DE LA LACTANCIA

PARA EL BEBÉ

Supone una fuerte protección contra infecciones del sistema digestivo, respiratorio y urinario. En cuanto al síndrome de muerte súbita del lactante (SMSL), se ha demostrado que la lactancia materna ejerce un factor protector. Dicho síndrome se refiere a aquella situación en la que un bebé fallece inesperadamente sin poder definirse la causa concreta, aunque sí se sabe de ciertos factores que aumentan el riesgo (lactancia artificial, poner a dormir al bebé boca abajo, exceso de abrigo o tabaquismo).

También se ha observado en numerosos estudios científicos el efecto protector de la leche materna a largo plazo frente a problemas tales como la dermatitis atópica, la alergia o el asma, la obesidad, la diabetes, la celiaquía, la enfermedad inflamatoria intestinal, etc. Asimismo, ejerce un papel protector frente a la esclerosis múltiple y ciertos tumores. De hecho, algunos investigadores se preguntan si aquellas mujeres que fueron amamantadas en su infancia con leche materna poseen un menor riesgo de desarrollar un cáncer de mama, sobre todo antes de la menopausia.

Lo más sorprendente de todo, sin embargo, es que los beneficios de la lactancia sobre el desarrollo psicomotor del niño no tienen tanto que ver con la leche en sí sino más bien con el acto íntimo especial de amamantar, con la conexión física constante entre mamá y bebé. En el futuro esta conexión podría traducirse en seres humanos más equilibrados psicológicamente.

PARA LA MADRE

El hecho de dar el pecho también supone grandes ventajas a largo plazo, dado que, además de su evidente acción frente a la hemorragia en el posparto, actúa previniendo fracturas osteoporóticas en edades avanzadas, así como ciertos cánceres (ovario, útero y mama) y otras enfermedades como artritis reumatoide.

Otro punto interesante es que existen estudios científicos que defienden que un tiempo prolongado de lactancia mejora en la mujer sustancialmente las cifras de colesterol, tensión arterial, insulina e IMC (índice de masa corporal, es decir, el valor que determina nuestro peso ideal según nuestra altura, sexo y edad). Otro aspecto positivo a señalar es que la lactancia materna actúa como un ansiolítico y antidepresivo natural y favorece el establecimiento del vínculo maternofilial.

PARA LA FAMILIA

Es obvio que dar el pecho resulta mucho más económico y práctico que dar leche de fórmula (nos ahorramos biberones, latas de leche en polvo, así como toda la parafernalia que exige su preparación, esterilización y limpieza), y que la mujer que amamanta puede atravesar con más naturalidad las situaciones de estrés y mejorar su autoconcepto como madre, hecho que repercute positivamente en el clima dentro de la pareja.

PARA LA SOCIEDAD

Los beneficios de la lactancia son claros: gracias a que mejora el nivel de salud de la madre y del lactante, las visitas al médico se hacen menos necesarias, lo que de por sí supone una disminución del coste sanitario, a corto y a largo plazo.

Por otro lado, el hecho de observar cada vez a más mujeres dando el pecho en situaciones cotidianas y en espacios públicos representa una excelente manera de normalizar la lactancia materna, además de que puede suponer una inyección de autoestima para futuras madres, que se sentirán reforzadas en su decisión de dar el pecho y aprenderán de manera natural de sus congéneres cómo hacerlo.

PARA LA EMPRESA

Las encuestas muestran que la madre se siente más satisfecha en su puesto de trabajo, sufre menos absentismo laboral, rinde mejor y resulta más productiva para la empresa, la cual además mejora su imagen responsable de cara a la sociedad.

PARA EL MEDIO AMBIENTE

Sin duda el medio ambiente también lo agradece, puesto que dar de mamar no requiere consumo de recursos naturales y tampoco genera contaminantes en su proceso de fabricación, transporte y distribución, como sí ocurre en el caso de los sucedáneos de la leche materna.

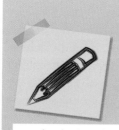

RECUERDA

- La lactancia materna no solo comporta aspectos positivos para el bebé, para quien es el alimento perfecto y mejor adaptado a sus necesidades, sino también para la propia madre, su entorno y el medio ambiente.

- Las propiedades y beneficios de la leche materna son objeto de constante investigación, sobre todo de cara a la promoción de la salud y prevención de problemas de salud a largo plazo.

¿SABÍAS QUE... la ganancia de peso de la primera semana tras el nacimiento predice la obesidad a los 30 años?

5
¿QUÉ SIGNIFICA LACTANCIA A DEMANDA?

¿A QUÉ NOS REFERIMOS CUANDO DECIMOS «A DEMANDA?»

Muchos padres habrán oído u oirán hablar de esta expresión, «lactancia a demanda», en las clases de preparación a la maternidad/paternidad, en los talleres de lactancia, en las consultas de las matronas, de las enfermeras y de los pediatras o en otros círculos donde se trate el tema.

Esta expresión no significa otra cosa que dejar que «sea el niño el que *demande* cuándo quiere mamar». Se podría traducir como «cuando el niño lo pida», y para los padres supone olvidarse de los horarios estrictos, de la duración de las tomas y, en definitiva, del reloj. Parece sencillo, ¿no? Pues algunas veces da lugar a algún que otro quebradero de cabeza, tanto para mamás como para profesionales. Y es que en este mundo globalizado, tecnologizado y demás «-ados» hemos olvidado un poco vivir sin el concepto de horario, de límite, de receta...

Algunas madres que dan el pecho por primera vez a sus bebés comentan que al principio se sienten más seguras contabilizando cada toma, de tal forma que acaban apuntándola en el teléfono móvil, en *post-it* o en cuadernos.

Este método, lógicamente, agota al mejor de los contables, y al final dar el pecho, en lugar de ser una fuente de satisfacción por la especial relación que se establece entre el bebé y la mamá, se acaba convirtiendo en una tarea pesada y administrativa más que otra cosa. Por eso antes o después las mamás acaban tirando los post-it y las anotaciones a la papelera.

> Lunes 2 de marzo:
>
> El bebé ha mamado del pecho derecho desde las 14:05 h hasta las 14:36 h.
>
> Lunes 2 de marzo:
>
> El bebé ha mamado del pecho izquierdo desde las 15:15 h hasta las 15:17 h.

¿QUÉ SIGNIFICA PARA EL BEBÉ?

Debemos partir de una base real, y es que para el niño el pecho de su mamá implica mucho más que saciar su sed y calmar su hambre; supone calor, afecto, cariño, olores conocidos y, en definitiva, ese elemento clave para la felicidad y desarrollo de un bebé sano: **sentirse seguro y amado.** Por eso puede que nuestro peque haya mamado hace 10 minutos y vuelva a pedirnos más. La pregunta del millón es: ¿si acabo de darle el pecho, cómo puede seguir teniendo hambre? Puede que se haya quedado con ganas de tomar el postre; puede que antes solo tuviera sed, se lo haya pensado mejor y ahora le apetezca comer; puede que simplemente esté un poco nervioso y necesite coger la teta para sentir seguridad y calmarse; puede que... Ojalá tuviéramos un lector de mentes «bebiles», pero resulta que de momento nos tenemos que apañar con nuestra intuición o, aún mejor, con nuestro instinto mamífero. Ante la duda, le damos el pecho; si al final no era eso lo que quería, nos lo hará saber, desprendiéndose de él (y digo *desprenderse* y no *pelearse* con el pezón, es decir, cuando quiere cogerlo y todavía no sabe cómo o necesita que le ayudemos).

Hay mucha gente, sobre todo personas acostumbradas al estricto modelo desfasado y sin fundamento de dar el pecho «cada 3 horas y 10 minutos en cada pecho», a la que esta *nueva* manera de alimentar a los niños a demanda les parece harto caótica. Pero no olvidemos que el reloj es un invento moderno y que antes las mujeres no tenían forma de cronometrar lo que el bebé tardaba en comer o el tiempo que pasaba entre una toma y la siguiente. Las cosas eran más orgánicas, más simples. Al bebé que lloraba se lo ponía a la teta; si a pesar de la teta seguía llorando, se probaba de nuevo o de otra manera hasta que consiguiera engancharse y mamar a gusto. De todas formas, si lo pensamos bien, poner a la teta significa coger al bebé en brazos, en contacto y muy pegadito a mamá, lo que resulta terapéutico en sí mismo.

Para llevar a cabo una **lactancia a demanda es importante estar atenta a las sutiles señales del bebé,** es decir, no es necesario esperar a que el bebé llore para ponerlo al pecho (lo que sería un signo tardío de hambre y luego resultaría más costoso que se enganchara). Basta con tenerlo muy cerquita de nosotros, en contacto piel con piel el máximo tiempo posible, porque de esa manera seremos más conscientes de cuándo se despierta y entonces podremos aprovechar esos breves momentos de vigilia para ofrecer el pecho de nuevo. Los bebés recién nacidos duermen mucho, pero sus períodos de sueño suelen ser cortitos (de una hora, una hora y media). Abren los ojos, mueven la boquita «buscando», hacen ruiditos, se llevan los puñitos a la boca, y puede que si en ese momento no se les responde, vuelvan a caer en un sueño profundo.

En definitiva, un recién nacido duerme mucho, pero también necesita mamar muchas veces al día, entre ocho y doce veces (o incluso más). Esto es así porque se fatigan antes, necesitan hacer descansos, su estómago es pequeñito los primeros días y la leche materna se digiere rápidamente. Conforme vayan pasando las semanas, los bebés irán perfeccionado su técnica de amamantamiento y serán capaces de mamar en mucho menos tiempo.

¿QUÉ SIGNIFICA PARA LA MAMÁ?

Puede que en un primer momento la descripción del término y de las características de la lactancia a demanda pueda sonar abrumadora, pues implica una disposición casi completa de la madre a satisfacer las necesidades de alimentación y contacto del bebé, que pueden darse en cualquier momento y en cualquier lugar. Sin embargo, según van pasando las semanas, esta situación no es tan caótica como parece; las mamás y sus hijos acaban por sincronizarse y las madres pueden prever, en función de las tomas que hace su bebé al día, más o menos cuándo darán la toma. Otro lado positivo de la lactancia a demanda **es que la**

mamá también puede decidir cuándo dar el pecho. El hecho de decidir adelantar una toma cuando se prevé que va a tener que salir de casa a una cierta hora, dar el pecho para calmar e inducir el sueño del bebé, consolarle cuando está molesto o dolorido... Es un recurso que las mamás utilizan muy a menudo, dado que saben de su efectividad a la hora de tranquilizar a su hijo.

Más adelante, cuando el bebé es más mayor y ya toma otros alimentos, la madre puede decidir demorar la petición expresa del niño y pactar con él un momento en el que los dos se sientan cómodos o que sea considerado «adecuado» por ambos (por ejemplo, si justo se encuentran en la cola del supermercado recogiendo la compra y el niño pide «¡teta!», la mamá puede responderle con dulzura: «Cariño, espera 10 minutos a que terminemos con esto y te daré teta después»). Al fin y al cabo, es una forma de aprendizaje del lenguaje asertivo para el niño, del respeto de los tiempos y necesidades de los demás y del cuerpo del otro.

RECUERDA

- La lactancia a demanda implica olvidarse del reloj y de las tomas rígidas; el bebé irá marcando el ritmo al que necesita mamar, que al principio será muy frecuente, entre ocho y doce tomas al día. Cada toma puede tener distinta duración.

- La lactancia a demanda es la mejor manera de sincronizar las necesidades del bebé (no solo de alimentación, sino de afecto y contacto) con la producción de leche de la mamá. Para ello es necesario que la mamá y el bebé se encuentren juntos el máximo tiempo posible, de modo que aquella vaya reconociendo cada vez mejor las necesidades de mamar de su hijo.

6

TÉCNICA DEL AMAMANTAMIENTO

¿CÓMO ES UN ENGANCHE?

El enganche al pecho es la forma de comunicación de los dos prota-gonistas del amamantamiento: la madre y el niño. Si esta comunicación entre ambos es correcta, se puede afirmar que tienen ya un gran camino recorrido hacia el éxito de la lactancia.

Muchas veces, en las plantas de maternidad las visitas hacen obser-vaciones de las primeras tomas del bebé en el pecho de su mamá, y sur-gen exclamaciones sorprendidas del tipo: «¡Mira, mira cómo ya chupa el bebé de la teta!». En realidad, esta expresión no es del todo cierta, pues el bebé no chupa el pecho, sino que lo *exprime*, lo *ordeña*.

Para ello es preciso que se cumplan una serie de circunstancias, en-tre ellas que **el bebé tenga la boca lo suficientemente abierta como para abarcar así la superficie del pecho.** En este bocado estará incluido el pezón y al menos dos terceras partes de la areola inferior. ¡Cuando el bebé mama, el pezón se elonga hasta tres veces su tamaño normal! El pezón, sobre todo, tiene la función de servir de guía, pero no deben ob-sesionarnos ni su forma ni su tamaño, ya que hemos visto que la clave es la **areola.** La punta del pezón orienta al bebé en el espacio para, a través del tacto, poder saber dónde engancharse. Se trata, por tanto, de una referencia.

Para favorecer este contacto estrecho con la lengua, el mentón debe quedar pegado al pecho de la madre, incluso más adelantado

que la mandíbula superior. Si se permite que el bebé recline ligeramente la cabeza hacia arriba y hacia atrás, el mentón queda adelantado y en contacto con el pecho, por lo que puede mamar mejor y también tragar mejor (nosotros mismos podemos comprobar qué pasa cuando intentamos tragar con la cabeza mirando hacia abajo y cuando por el contrario subimos la barbilla hacia delante; ¿se nota la diferencia, verdad?).

Es bueno que el bebé abra bien la boca para que el pecho, a medida que mama, vaya introduciéndose más en ella y quede en contacto directo con la lengua, la principal encargada de hacer el trabajo de mamar.

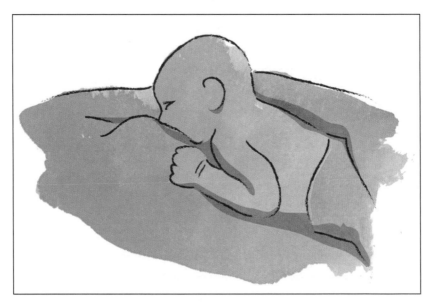

La lengua del bebé, por su parte, describe un curioso movimiento peristáltico, es decir, una onda que se inicia en la punta y va recorriendo el resto de la lengua hasta la base. De principio a fin, como una ola. El motivo de este movimiento es que de esta manera se consigue presionar a la altura de la areola y transportar la leche formando una especie de canalito con la lengua hasta la garganta. Parece un sistema un poco complicado, pero la naturaleza es sabia.

Una vez que los conductos galactóforos se exprimen, vuelven a llenarse con la leche procedente de los alveolos mamarios, como un embalse que se rellena con el agua de lluvia de los ríos.

Existen dos mecanismos que harán que la leche fluya al exterior: **la eyección por parte de la oxitocina de la madre y la extracción activa por parte del bebé.** No obstante, para que el reflejo de oxitocina se ponga en marcha, el bebé debe empezar a succionar para que poco a poco la leche comience a aparecer en el pezón. Es importante comprender que este reflejo facilita el trabajo del bebé, pero no lo sustituye. El bebé no puede *vivir de las rentas* de la oxitocina, debe ponerse manos a la obra para extraer la leche retenida.

Para que este movimiento de ordeño sea eficaz es necesario que el bebé cumpla ciertos **requisitos:**

- **Boca bien abierta,** como si estuviera comiendo un bocata.
- El labio superior, pero sobre todo el inferior, deben estar **evertidos,** es decir, doblados hacia fuera, a modo de ventosa.
- La **nariz y el mentón próximos a la piel** tocando el pecho.
- Las **mejillas lisas.**
- Veremos además que hace **movimientos en la mandíbula** (la articulación situada justo delante de su orejita se mueve).

Estas son las características de un **enganche profundo,** en el cual el bebé realmente puede realizar una **succión efectiva y un buen drenaje del pecho.**

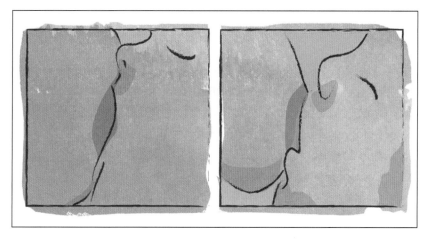

Posición correcta   Posición incorrecta

Cuando el bebé está correctamente enganchado, es capaz de hacer tres cosas a la vez: extraer la leche, tragar y respirar, y de hacerlo de una manera maravillosamente coordinada. Al principio, hasta que aparece la leche, debe hacer succiones rápidas y suaves para estimular el pezón. Cuando la leche empieza a fluir, puede reducir la velocidad e ir incrementando la fuerza de la mamada; a medida que la leche va tornándose más espesa, las succiones serán cada vez más lentas, y profundas, hasta que, finalmente, se dé por satisfecho y suelte el pezón.

¿POR QUÉ EL TIPO DE ENGANCHE INFLUYE EN LA ALIMENTACIÓN?

Si en lugar de un enganche profundo, como hemos explicado en párrafos anteriores, el bebé realizase un **enganche superficial, es decir, se cogiese solo de la punta del pezón,** la leche no se vería exprimida, los conductos galactóforos no se vaciarían y sería el pezón el que sufriría toda la presión de la boca del bebé en lugar de repartirse, hecho que puede derivar en dolor y en grietas.

En el enganche profundo se permite que la lengua del bebé esté en contacto con la superficie de la mama para trabajar sobre ella. En el enganche superficial son las mejillas las que ejercen una presión negativa para extraer la leche (a modo de aspirador) porque no se está permitiendo que sean la lengua y la mandíbula las protagonistas de la succión.

PISTAS QUE NOS HACEN SOSPECHAR DE UN ENGANCHE INCORRECTO

- Dolor en el pezón.
- Deformación en el pezón o grietas tras la toma.
- Hundimiento de mejillas.
- Sonido de chupeteo.
- Los labios solo abarcan la punta del pezón (el bebé pone «boquita de piñón») y no están evertidos.
- Tomas «eternas».

MUNDO DE POSIBILIDADES

Decíamos al principio del capítulo que una de las claves de la lactancia es el enganche, pero es que este depende mucho de la postura que el bebé adopte con respecto al cuerpo de su madre. Por decirlo de otro modo, se lo podemos poner *fácil* o *difícil* para agarrarse al pezón, y eso va a depender de cómo le mantengamos sujeto contra nuestro cuerpo.

Para empezar, cuanto más en contacto esté el bebé con el cuerpo de la madre, más fácil le será acceder al pezón. Por otro lado, y **en contra de la creencia popular de tratar de adosar el niño al pezón, lo que más puede ayudar a conseguir un buen enganche es dejar libertad de movimiento al bebé.** Tenerle pegadito al cuerpo de la madre, de tal forma que queden enfrentados (se suele decir «barriga con barriga»), con el pezón más o menos a la altura de su nariz y lo suficientemente cerca para que al abrir la boca lo encuentre disponible, pero con libre movilidad para cabecear y recolocarse para el enganche. De hecho, si lo pensamos, las demás crías de mamíferos se esfuerzan por buscar activamente ellas solas el pezón, nadie las dirige ni las «aplasta» contra él. Deja que tu bebé busque y se organice; encontrará el pezón y mamará más fácilmente si le dejamos a su ritmo.

Es importante también **evitar que el cuello del bebé quede torcido.** Esto suele pasar cuando dejas caer el cuerpo hacia un lado mientras el niño está enganchado, de tal forma que la cabeza queda mirando hacia el pecho, y el resto del cuerpo, ladeado. Para que esto no pase, y el bebé no se suelte por molestias o tortícolis, conviene comprobar que la cara y el cuerpo del bebé estén orientados en la misma dirección. En el caso de querer orientar el pecho en un momento dado hacia la boca del bebé, es mejor colocar las manos en posición de C en lugar de en la posición de la tijera o cigarrillo, pues los dedos quedan demasiado próximos al pezón y pueden interferir en el enganche del niño.

Existen variadas posturas que las mamás pueden adoptar para amamantar a sus hijos; entre ellas, se destacan las siguientes:

a) **Crianza biológica:** en esta postura, la madre se encuentra reclinada, y el bebé descansa sobre su tórax. Esta postura es muy útil cuando lo que nos interesa es **despertar los instintos de búsqueda y succión del bebé.** Mejor todavía si la madre tiene el torso al aire (bien sin ropa, o con los botones desabrochados) y el bebé se encuentra lo más desnudito posible; el **contacto con la piel de su madre** es lo que despierta en él el instinto de ponerse a trabajar para encontrar el pezón; estira y encoge las piernas y va reptando por el cuerpo de la madre incitado por el calor de la piel y la fragancia del pecho. Además, como todo su cuerpo está sobre el de su madre, puede sentirse más seguro para explorar y mantiene mejor el **equilibrio.** Por otro lado, es la **gravedad** la que ayuda a que el cuerpo del bebé esté pegado al de la madre y no haya huecos entre ellos, lo que favorece que el niño en una de sus cabezadas de exploración se tope con el pezón y ya no se le escape. Por su parte, la madre, como no tiene que preocuparse de sujetar al bebé, puede emplear las manos para acariciarle o guiarle en su búsqueda. En los instantes inmediatamente posteriores al parto esta postura resulta más fisiológica para comenzar la lactancia.

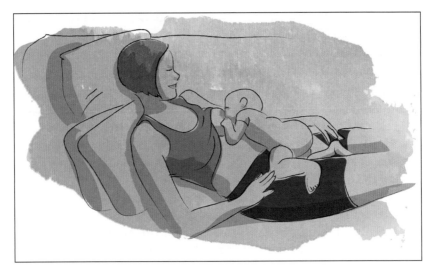

Crianza biológica.

b) **Clásica:** el bebé es sujetado por el brazo de la madre del mismo lado del pecho y con la otra mano se puede ayudar al bebé a orientarse hacia el pezón. ¡Ojo! Es importante que la cabecita repose a la altura del antebrazo materno o de su muñeca para permitir al bebé estar enfrente del pezón, puesto que a veces nos empeñamos en que la cabeza repose en el hueco del codo, y el pezón puede estar orientado más hacia delante. Esto obliga a la madre a adelantar el hombro y a mantener posturas forzadas y molestas sin motivo. Parece obvio, pero la cara del bebé debe estar delante del pezón, y no a un lado. Deben estar a la misma altura. De modo que antes de nada nos tomaremos un momento para valorar en qué dirección apuntan nuestros pezones (hacia fuera, hacia adentro, hacia arriba, si están centrados, si se encuentran más hacia abajo, etc.).

En esta postura no es imprescindible que el bebé quede totalmente horizontal al cuerpo de la madre. Es bueno ir probando posturas más asimétricas o diagonales (apoyando la cadera del bebé en el muslo de la madre, por ejemplo) pues a menudo facilitan el enganche y resultan más agradables para ambos.

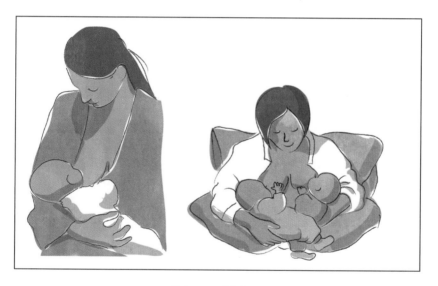

Crianza clásica.

c) **Clásica con cambio de mano o de cuna cruzada:** es similar a la anterior; la diferencia radica en que la mano que sujeta el cuello del bebé es la del lado contrario al pecho que se está dando. La mano del mismo pecho, que queda libre, puede ayudar a sujetar la mama y a orientarla hacia el bebé si se desea.

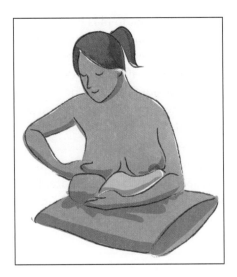

Crianza clásica con cambio de mano o de cuna cruzada.

d) **Rugby:** el niño queda a un costado de la madre y puede ser sujetado por el brazo del mismo lado o sobre una almohada o cojín. En esta postura, el bebé drena las zonas más externas de la mama, las que están más próximas a la axila y que normalmente suelen quedar más duras tras las tomas. En determinadas circunstancias, como cesáreas, en las que poner al bebé sobre el regazo materno puede resultar molesto, esta postura ayuda a liberar la zona de la cicatriz. También es útil cuando se amamanta a dos bebés a la vez, en caso de gemelos.

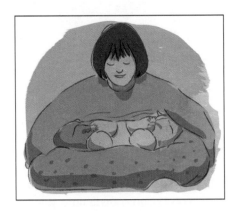

Postura rugby.

e) **Caballito:** en esta postura, la madre sienta al bebé sobre uno de sus muslos y lo sujeta por debajo de las axilas. De este modo, lo puede dirigir mejor hacia el pezón. Es una postura útil para favorecer la ligera flexión de la cabeza hacia arriba, lo que ayuda al bebé a abrir aún más la boca.

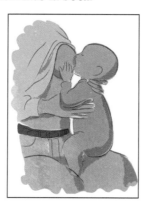

Postura caballito.

f) **Tumbada:** las posturas tumbada de lado son ideales para practicar en la cama, por ejemplo, en las tomas nocturnas. La madre se coloca cómodamente de lado y el bebé reposa enfrente de su pecho también sobre su lado, como en espejo. La madre puede utilizar una de sus manos para sujetar la espalda del bebé y doblar el otro brazo por debajo de la almohada o de su cabeza para mejorar la visión del bebé y del pecho.

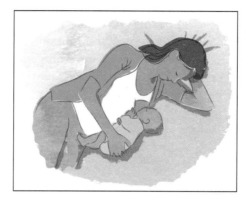

Postura tumbada.

Puede que para alguna de las posturas resulte cómodo emplear algún cojín o almohadón que soporte el peso del cuerpo del bebé, de tal forma que la madre pueda sentirse más relajada (de esto hablaremos con más detalle en el capítulo 10).

Las banquetas para los pies (o una caja de zapatos, un libro grueso, etcétera) son igualmente una buena opción para mantener la espalda lo más erguida posible y evitar molestias en esa zona al cabo de los días.

Si a pesar de todo lo comentado no conseguimos un enganche adecuado, existen algunos trucos que pueden servir de ayuda:

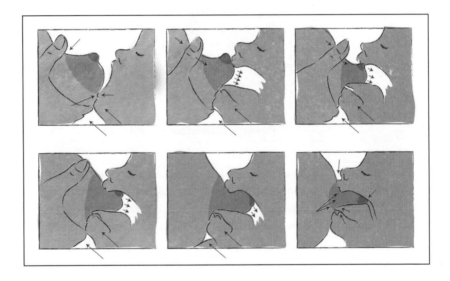

— Hacer un bocadillo con el pezón: consiste en aplanar con nuestros dedos el pezón igual que aplanaríamos un bocata para poder morderlo mejor. Es importante que este pellizco sea paralelo a la boca del bebé y no perpendicular, teniendo cuidado de poner los dedos lo más alejados posible de la areola inferior para no interferir con el mentón del bebé.

— La taza de té: el pellizco se hace en uno de los lados del pezón. El efecto es similar al anterior; se forma una pequeña arruga de tejido que favorece el agarre.

— Presionar la parte superior de la areola para dirigir el pezón hacia arriba y ofrecer más superficie de pecho al bebé.

— Estimular al bebé colocando el pezón en su mejilla.

— Acercar al bebé desde la espalda para facilitar que su cuello se arquee y con ello adelante más el mentón y abra más la boca. Tener la precaución de no acercarle desde la cabeza. Para la mayoría de los bebés resulta desagradable y tienden a apartar la cabeza hacia atrás de forma instintiva.

UN DILEMA LLAMADO CHUPETE

Con frecuencia, surge a los papás la duda de cuándo introducir el chupete.

Es bueno recordar que el chupete no es otra cosa que un instrumento *inventado* por el ser humano para sustituir al *chupete natural,* el pecho. Los bebés, además de ser capaces de hacer una succión alimenticia, realizan otro tipo de succión llamada no nutritiva que resulta igualmente importante. Esta no busca saciar el hambre del bebé, sino que ejerce la misión de inducir la calma y el sosiego. La naturaleza lo ha programado así y tiene un porqué.

Esta succión no nutritiva suele aparecer cuando el bebé ya se ha saciado con la leche que ha extraído previamente de la succión nutritiva. Se puede distinguir porque el ritmo de las succiones cambia: se hacen cada vez más distanciadas y suaves; incluso cuando el bebé ya se ha dormido agarrado al pecho es capaz de seguir succionando. No obstante, como se trata de una succión del pezón, también se favorece la secreción de prolactina para mantener la producción láctea. Por eso es importante no separar al bebé inmediatamente después de que termine con el pecho, sino dejarle un ratito más (o hasta que la mamá quiera) succionando de este modo.

Si con frecuencia al llorar el niño, o cuando quiere calmarse, succiona un chupete en lugar del pezón de su madre, el pecho se está perdiendo una fantástica oportunidad de ser estimulado. De hecho existen autores que defienden que el uso del chupete puede no solo interferir en la producción de leche posterior sino acelerar el destete de forma precoz. Sin embargo, todavía no se ha demostrado si el chupete es la causa del destete precoz o si, por el contrario, es un marcador de que algo ya no iba bien previamente en el amamantamiento.

En ciertas circunstancias especiales, como en bebés ingresados en el hospital o en niños prematuros, sí se ha constatado que el chupete puede reportar beneficios por su efecto analgésico. Además, se ha observado que puede ejercer un efecto protector contra el síndrome de muerte súbita del lactante, sobre todo en aquellos niños que son alimentados con leche de fórmula (recordemos que la lactancia materna ejerce un efecto protector); por tanto en estos casos el chupete se recomienda desde el principio.

Como desventajas, estaría el hecho de que podría causar confusión en el bebé y alterar su patrón de succión al pecho, pues la forma de agarrarse a un chupete o a una tetina es distinta que la de agarrarse al pecho: con los labios cerrados y la lengua en la punta. En el caso concreto del biberón, como la leche cae sola al girarlo, el trabajo del niño es el contrario al que realiza al succionar el pecho: utiliza su lengua para frenar el flujo de leche rápido y no atragantarse.

Por este motivo es tan habitual que el bebé se confunda cuando pasa del biberón al pecho, pues si ya se ha acostumbrado al flujo rápido del biberón, intentará agarrarse al pezón de la misma manera que a la tetina del biberón. Es entonces cuando surge la llamada **confusión del pezón:** el bebé no atina a engancharse y aparece una reacción en cadena que supone no extraer la leche, no saciarse y no ganar peso y, para colmo, el pezón de la madre acaba con frecuencia lesionado y dolorido, lo que puede desalentar aún más la puesta al pecho.

Por otro lado, también se ha observado que el uso de chupete puede estar relacionado con alteraciones en el desarrollo de la dentadura del bebé y sus estructuras bucales, o con mayor riesgo de otitis medias por verse alterado el drenaje del oído. Además, existen reticencias a su uso por la posible toxicidad de algunos de sus componentes.

En conclusión, la decisión de introducir el chupete o no debe ser de los padres, teniendo en cuenta su obvio beneficio calmante pero también sus posibles inconvenientes a medio y a largo plazo. En caso de desear utilizar un chupete, conviene tener la precaución de esperar al menos a que el bebé cumpla las seis semanas de vida, momento en el que la producción de leche puede considerarse perfectamente adaptada a la demanda del niño, el cual ya habrá aprendido para entonces a hacer un enganche efectivo e indoloro del pecho. Como medidas de seguridad, se recomendaría evitar colgar al cuello del bebé el chupete mediante cintas o cadenas; es más seguro hacerlo con cadenitas cortas prendidas a la ropa.

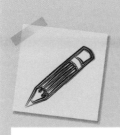

RECUERDA

- El enganche del bebé al pecho es una de las claves del éxito de la lactancia.

- Para asegurar un enganche profundo y efectivo del bebé, basta con tener en cuenta una serie de elementos, como la posición del niño con respecto al cuerpo de la madre, los signos que nos dicen que está bien aferrado al pecho y la inexistencia de dolor en el pezón de la madre. ¡La lactancia materna no debería ser dolorosa!

- Si en una postura «no nos apañamos», ¡existen otras muchas que se pueden probar!

- El chupete puede esperar hasta que la lactancia esté bien establecida, por lo general, alrededor del mes y medio de vida.

¿SABÍAS QUE... el *mamasutra* es el término que se utiliza para referirnos a las diferentes posturas que podéis adoptar tu hijo y tú dando el pecho? Ya en Egipto y en China las madres se ponían de rodillas para dar el pecho. Y en América y África abundan los ejemplos de madres de largos pechos dando de mamar por encima del hombro o por debajo del brazo al bebé que cargaban a sus espaldas.

7
¿CÓMO NOS DICE NUESTRO BEBÉ QUE ESTÁ BIEN ALIMENTADO?

Prácticamente todas las mujeres producen la leche necesaria para alimentar de forma natural a uno o incluso a dos o tres hijos. Entonces ¿por qué siempre nos preocupamos por si tendremos suficiente leche, estarán comiendo bien o mal o si tomarán mucho o poco? La respuesta es clara: primero, sois padres, y en vuestro ADN se encuentra el gen de la preocupación; y segundo, los bebés no nacen con un libro de instrucciones.

Normalmente, el dato objetivo y calculable que primero nos viene a la cabeza cuando queremos saber si un bebé está comiendo bien es el peso. Pero hay otros que nos confirman que la alimentación también está siendo buena.

Tradicionalmente, las gráficas con las que contaban los profesionales sanitarios para clasificar a nuestros hijos en un percentil u otro estaban basadas en datos de crecimiento de lactantes estadounidenses alimentados con sucedáneos y con pautas recomendadas hace más de 30 años. Pero en 1994 la OMS consideró necesario un patrón estándar de referencia en el que se reflejara cómo deberían crecer los niños y las niñas que siguen prácticas saludables como la lactancia materna. Esto debía ser así dado que los niños alimentados al pecho siguen unos patrones diferentes de los que toman biberón, ya que los primeros aumentan más de peso en los tres primeros meses y menos en los siguientes. Tras varios años de estudios, en 2006 la OMS publicó unas gráficas que podéis descargar en: **www.who.int/childgrowth/standards/es.**

Los bebés pueden perder hasta un 10 % de su peso al nacimiento y tardan hasta 15 días en recuperarlo. Posteriormente, hasta las seis semanas de edad, la ganancia será de entre 20 y 30 gramos al día. A partir del mes, la ganancia de peso por día y semana va disminuyendo paulatinamente. Debemos señalar que la ganancia de peso en el bebé no se produce en forma de línea recta. Por eso se les llama «curvas de crecimiento».

Los padres nos llegamos a obsesionar de tal forma con este valor que a algunos les hacen un pase VIP en la farmacia y ahí están todas las semanas delante de la báscula. Si su hijo va ganando peso, no hay problema, pero como una semana se estanque o pierda... Ni os cuento. Es absurdo pesarlos todas las semanas, pues el peso varía en función de si ha hecho pis o caca, de si ha comido o no, de la ropa que lleve, etc. Lo único que se consigue así es llegar a rozar la obsesión y no saborear la lactancia materna como un momento de disfrute y amor con nuestro hijo.

¿QUÉ OTROS DATOS NOS ASEGURAN QUE ESTÁ COMIENDO BIEN?

En primer lugar, debemos observar la actitud del niño, y eso nos lo da el instinto y la razón. Observar a un niño activo es primordial, es decir, que esté alerta, con buen color, que responda a estímulos y que se agarre y suelte del pecho él solito, mamando como mínimo ocho veces al día (¡acordaos!, puede hacerlo a los 10, 30 minutos, 2 horas... ¡Él elige!).

Otros datos que nos orientan hacia una buena alimentación en nuestro bebé son la caca y el pis. En cuanto a la caca, el primer día deben expulsar lo que llamamos meconio: esa caca negra y pastosa parecida al petróleo. Según pasen los días, las cacas irán variando de color, desde un verde oscuro, pasando por un marrón, hasta un amarillo-ocre; y lo mismo ocurrirá con el pis: realizará la primera micción en las primeras 24 horas y según avancen los días, disminuirá su concentración.

Por tanto, cualquier signo o síntoma que no cumpla estos criterios nos tiene que hacer sospechar y acudir al pediatra, enfermera o matrona. Los problemas de los primeros días relacionados con una escasa alimentación suelen ser la hipoglucemia (nivel bajo de azúcar en sangre) o la deshidratación.

Empezando por la hipoglucemia, algunos niños tienen más riesgo de padecerla. Es el caso de los bebés con bajo peso al nacer, peso elevado e hijo de madre diabética, de los que pierden temperatura y los prematuros. A estos niños se les realiza una glucemia (extracción de una gota de sangre para calcular el nivel de glucosa en sangre) a las horas de nacimiento. El horario lo establece el protocolo de cada hospital.

Al resto de recién nacidos sanos y a término no tiene sentido realizarles esta prueba, ya que un contacto precoz, un primer enganche espontáneo y tomas muy frecuentes (entre ocho y doce veces al día) los tres primeros días son el mejor manejo para evitar una hipoglucemia. Controlar la glucemia en el niño a término sano no solo es innecesario sino que podría interferir a la hora de establecer la relación madre-bebé saludable y unos patrones exitosos de lactancia materna.

Asimismo, la causa principal de la deshidratación es una ingesta escasa de leche materna por succión ineficiente o infrecuente, que, además, condiciona el vaciado ineficaz de la mama; esto provoca la involución mamaria, con poca producción de leche, rica en sodio, lo que agrava la situación. Entonces ¿cómo prevenimos este cuadro? Pues como ya hemos explicado anteriormente: con un contacto precoz, un primer enganche espontáneo y tomas muy frecuentes los primeros días.

Si a pesar de ello observáramos algo sospechoso en el niño, lo ideal será consultar con el pediatra, enfermero o matrón, expertos en lactancia materna.

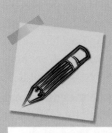

RECUERDA

- Los datos que debéis observar y comprobar para asegurar una buena alimentación en un niño sano son: la actitud (buen color y activo), que haga pis y caca todos los días (número y color) y, por último, el peso.

- Si observáis un niño poco activo, que no succiona con vitalidad, irritable o que rechaza el alimento, lo mejor es que consultéis con vuestro pediatra, enfermero o matrón.

8

LA IMPORTANCIA DEL TIPO DE PARTO Y DEL POSPARTO EN LA LACTANCIA

LA MAGIA DEL PIEL CON PIEL Y EL AMOR A PRIMERA VISTA

«Piel con piel» es una expresión que cobra cada vez más fuerza y evidencia científica en el campo del nacimiento, pero ¿sabemos realmente en qué consiste y cuáles son sus maravillosos efectos sobre el binomio mamá-bebé?

En primer lugar debemos preguntarnos qué es lo natural y esperable en el comportamiento del bebé y de la mamá cuando se encuentran por primera vez tras el nacimiento. Cuando el bebé nace y es colocado sobre el abdomen de su madre, se activan en él una serie de mecanismos que le permitirán crear una primera relación con esta, a la que por fin puede ver fuera del útero y que conoce tan bien. Se establece entre ellos una profunda primera mirada (los recién nacidos son capaces de enfocar a unos 20 cm de distancia, ¡que casualmente es la distancia que hay entre el regazo y la cara de su mamá!) que actúa como detonante perfecto del cóctel hormonal del inicio de la maternidad. El estímulo del olor, el calor, el tacto y la temperatura de la piel de su madre envían un mensaje claro al bebé: «Estás en un ambiente seguro, estoy contigo, te protejo y te puedo empezar a alimentar cuando estés preparado».

En las dos primeras horas de vida, el bebé se encuentra muy despierto como efecto de la noradrenalina del parto y, por tanto, es un momento ideal para relacionarse con su madre e intentar una primera toma. Si el bebé no ha recibido medicación durante el parto, y es colocado boca abajo sobre el abdomen de su madre, se pondrán en marcha sus instintos de búsqueda y reptará de forma natural hacia el pezón, que reconoce por su olor, prendiéndose de él de forma espontánea. La mayoría de los bebés requieren tiempo y paciencia para que esto suceda, aproximadamente unos 70 minutos.

Los beneficios del piel con piel fueron constatados científicamente hacia el año 1979 por los doctores Rey y Martínez en el Hospital de San Juan de Dios (Bogotá), en sus investigaciones sobre cómo mejorar la supervivencia de niños que habían nacido antes de tiempo, es decir, de prematuros. Definieron el llamado **método madre-canguro,** que consistía en poner al niño prematuro en contacto piel con piel de forma continua entre los pechos de su mamá, sujeto por una faja o banda en una posición segura, alimentarle con leche materna, y continuar estos cuidados en el domicilio. Dicho método mostró sorprendentemente unos claros beneficios frente a la incubadora tradicional tanto en las criaturas como en sus padres: mejoraba la termorregulación, la supervivencia y la adaptación metabólica, disminuía las infecciones, facilitaba la lactancia materna, reducía la estancia hospitalaria y los episodios de apnea y, sobre todo, aumentaba el empoderamiento de la madre (o el padre) para sentirse capaces de cuidar de sus hijos.

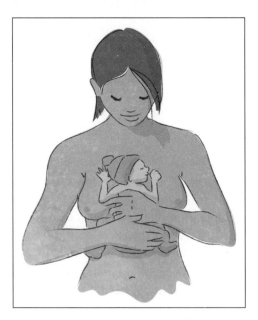

Posición canguro.

Los cuidados madre canguro (en inglés, *Kangaroo Mother Care* o KMC) se basan en el contacto piel con piel, el cual cumple con tres funciones fundamentales para el recién nacido:

1. Protección.
2. Calor.
3. Alimentación.

El útero le proporciona al bebé todo lo necesario para su seguridad: confort en un ambiente donde los ruidos y la iluminación se ven amortiguados; temperatura estable; un líquido amniótico que le protege de golpes y lesiones; la placenta y el cordón que le suministran nutrientes; el olor de mamá en el líquido amniótico; sonidos conocidos, como los latidos del corazón o los movimientos digestivos de la madre o la voz de mamá y papá...

Con el estrés del nacimiento, se liberan hormonas que le permiten adaptarse al medio aéreo y comenzar con la respiración pulmonar (recordemos que en el útero el sistema respiratorio ——pulmones— del feto se encuentra en reposo, dado que es la placenta la encargada de proporcionarle el oxígeno). Pero tras esta fase de estrés adaptativo, es decir, de estrés con sentido, los bebés necesitan recuperar su equilibrio anterior, sentirse de nuevo seguros para que las funciones de crecimiento y nutrición continúen trabajando en su organismo normalmente. Si no es así, por ejemplo por separación de la madre y el bebé al poco de nacer, entonces su organismo se ve obligado a elegir la vía de la **defensa,** lo que supone en un primer momento *reacciones de protesta* (llanto, agitación, arqueamiento de la espalda, incremento de la frecuencia cardíaca y de la tensión arterial, respiración irregular, etc.) y después *reacciones de ocultación* (inmovilidad, disminución de la frecuencia cardíaca o del oxígeno en sangre, apnea o pausas prolongadas de la respiración).

El camino de la defensa supone para el bebé por un lado un enorme gasto calórico que debería ser destinado al desarrollo y, por otro, una liberación de la hormona del estrés, el cortisol, que de manera mantenida puede actuar como tóxico para las conexiones neuronales.

En conclusión, si el bebé está ocupado en defenderse u ocultarse en un ambiente hostil, consumirá más energía y será más probable que se desestabilice y pierda peso que si se siente en un medio seguro en el que solo ha de preocuparse de alimentarse, dormir y crecer.

Si al bebé después de su nacimiento se le sitúa en el pecho de su madre (el cual, por cierto, es su *hábitat* natural), podrá llevar a cabo sus funciones biológicas predeterminadas (su *nicho* biológico). Sentirá *seguridad*, por lo que se activarán los circuitos neuronales que permiten la nutrición y el desarrollo; a nivel físico, la velocidad a la que late su corazón y su respiración se normalizarán y el nivel de cortisol (hormona del estrés) se verá disminuido asombrosamente.

El contacto piel con piel con la madre será a su vez una excelente forma de regular la **temperatura corporal del neonato,** dado que la madre es capaz de subir o bajar sus grados en función de las necesidades del bebé, quien también cuenta con cierta capacidad de autorregulación sacando uno de sus bracitos al exterior. ¡Y qué decir de la oportunidad de llevar a cabo una lactancia eficaz si el alimento está disponible en todo momento y la madre puede ser más consciente de las necesidades del bebé de mamar! Recordemos que la estimulación constante en estas primeras horas, y dentro de la primera semana, es esencial para formar nuevos receptores de prolactina y, en definitiva, para incrementar la capacidad de producción de leche para el resto de la lactancia.

Además, una función primordial del piel con piel es permitir la neuroprogramación del cerebro de la madre para que cuide y proteja a su propio bebé. El incremento de la oxitocina endógena (producida por el propio cuerpo), ese enamoramiento de la mamá de su bebé recién nacido por el pico oxitócico tras el parto, activa el llamado «ángulo» —núcleo del comportamiento agresivo— en el cerebro de la madre, lo que despierta la fiereza materna y los comportamientos de defensa de su cría (ya sabemos lo que pasa cuando tratamos de separar a un gatito de una camada de una gata recién parida, ¡un arañazo seguro!).

Si, por el contrario, la madre recibe oxitocina exógena (artificial, administrada a través de la vena o vía intramuscular), este núcleo puede verse inhibido, de modo que la mamá puede mostrarse más *dócil*, más pasiva ante comportamientos de los demás, como la separación del bebé para la realización de pruebas. Cabe mencionar como dato curioso que el cerebro enamorado de la madre también liberará a través de la amígdala la hormona colecistoquinina, encargada de la tolerancia frente al aburrimiento y al desorden. La naturaleza ha previsto que para la madre amamantar a su bebé por novena vez en un mismo día no resulte una tarea anodina y estresante, sino una fuente de placer, y que otras tareas cotidianas pasen a un segundo plano. ¿Qué habría sido de la humanidad si no existiera esta extraordinaria hormona?

Por su parte, como bien explica el doctor Nils Bergman, el recién nacido no es tan indefenso como parece, pues es él mismo quien asegura, por medio de la *succión y de la mirada a la madre,* que se activen los circuitos neuronales en ella encargados de la *vinculación y sensibilización* (período o ventana crítica). Cuando el bebé siente o huele a la madre, se activa su hemisferio derecho → abre los ojos y «se acerca» a la fuente de protección; si no la siente ni la huele, se activa el hemisferio izquierdo → cierra los ojos, llora o «se aleja». De ahí que esta primera vinculación sea el primer paso o la base de la inteligencia emocional y social para la criatura.

Para que el contacto piel con piel pueda ejercer sus beneficios, es necesario que se practique de forma ininterrumpida, primero en el paritorio, las dos primeras horas tras el parto. No tiene sentido separar a la madre del bebé a los 10 minutos para pesarle o realizarle otras técnicas que la mayoría de las veces pueden esperar. Lo ideal es estar esas primeras horas (y, si es posible, también durante el resto de la estancia hospitalaria) bien juntitos, y en contacto directo (no os olvidéis de retirar la ropita del bebé para que no haya interferencias entre ambos).

TIPOS DE PARTO E INTERVENCIONES DURANTE EL MISMO

Aunque parezca curioso, la lactancia ya esta influida desde mucho antes de que el bebé nazca. La alimentación que le esperará fuera del útero va a depender mucho de la preparación y concienciación de la madre con respecto a la lactancia materna mientras está embarazada, del apoyo del medio, de la observación de otras mujeres amamantando, de las influencias culturales que le lleguen a propósito del acto del amamantamiento, etc. Otro factor clave que puede marcar el inicio y el futuro de la lactancia va a ser lo que ocurra durante el nacimiento, pues existen determinadas intervenciones llevadas a cabo en el ambiente hospitalario que pueden entorpecer estos primeros momentos de establecimiento de la lactancia.

¿NATURAL O INDUCIDO?

Por supuesto, cabe imaginar que no es lo mismo que una futura mamá se ponga de parto de forma espontánea, natural, con sus propias contracciones mediadas por sus hormonas naturales, que *poner a su cuerpo* de parto desde cero, provocando de forma artificial esas contracciones.

Existen motivos médicos para la inducción de un parto, cuando, por ejemplo, existe algún problema serio con el bebé, como que su crecimiento dentro del útero esté muy limitado, en cuyo caso es conveniente que nazca para que siga nutriéndose y creciendo bien fuera de este; cuando la madre padece una enfermedad importante, o cuando un embarazo se alarga demasiado y empieza a considerarse *prolongado*.

En la inducción de un parto se suele comenzar con una medicación concreta que vaya madurando el cuello del útero, es decir, que lo vaya reblandeciendo y acortando para favorecer el comienzo de una dilatación y dinámica de parto. Dicha medicación son las llamadas prostaglandinas (aunque, dependiendo del hospital, pueden emplearse otros mecanismos de inducción).

Una vez que el cuello alcanza este grado de madurez al que nos referimos, o cuando han pasado un número determinado de horas desde que se puso la medicación, se comienza con el siguiente paso, que es la estimulación de las contracciones con el *goteo de oxitocina*.

La oxitocina, como bien hemos ido comentando a lo largo de este libro, es una hormona que el cerebro de la mujer segrega de forma natural, relacionada con la secreción de la leche y con el enamoramiento de su bebé (recordemos que se la conoce como la «hormona del amor»). Pero, además, otra de sus funciones es la de provocar las contracciones del músculo uterino para dilatar su cuello (la puerta que ha estado protegiendo al bebé para que terminara de crecer hasta el final) y ayudar a progresar al bebé hacia su salida al exterior, como si de un exprimidor se tratara.

En el caso en concreto del goteo de oxitocina, nos referimos a la hormona artificial, diseñada para provocar contracciones y no tan relacionada con sus otras funciones naturales de lactancia y maternaje.

Las contracciones provocadas por un goteo de oxitocina son distintas de las naturales, dado que dan lugar a una *dinámica de parto más intensa, dolorosa* y, por tanto, más complicada de soportar por la mujer de parto, lo que puede desembocar en la demanda de analgesia farmacológica, como la epidural. Por su parte, el bebé puede verse más agobiado con las contracciones artificiales que con las propias naturales de su mamá por la presión que ejercen aquellas sobre su cabecita. Además, una de las complicaciones asociadas a las inducciones del parto es que una parte de ellas acaba fracasando, es decir, que no se consigue el progreso de la dilatación, dando lugar a la necesidad de realizar una cesárea.

Existen estudios que sostienen que el uso de oxitocina sintética (artificial) podría interferir con la secreción pulsátil materna de la oxitocina natural, que tanto tiene que ver con el establecimiento de la lactancia posterior.

¿Cómo influye en la lactancia la analgesia farmacológica durante el parto?

Dependiendo del tipo de analgesia administrada a la madre durante el parto, el efecto sobre la lactancia será variable:

General: el uso se reserva para casos de emergencia en los que se requiere una sedación materna inmediata para extraer al bebé. Es el caso de la hemorragia materna, prolapso de cordón o convulsiones en la madre. Lógicamente, la anestesia general supone el adormilamiento tanto de la madre como del bebé durante varias horas tras el nacimiento, lo que dificultará el inicio de la lactancia.

Epidural: se considera el tipo de analgesia farmacológica más efectiva para el alivio del dolor del parto. Consiste en colocar un catéter en el llamado espacio epidural a nivel lumbar con el fin de administrar, con variación en la dosis, combinaciones de distintos medicamentos (entre los que se incluyen anestésicos locales y opioides) de forma continua, con bolos intermitentes o con una dosis única, durante la dilatación y el parto. Existen estudios que han relacionado el empleo de la analgesia epidural con un impacto negativo en dos elementos: la medicación analgésica puede atravesar la placenta y llegar al bebé, alterando el *comportamiento innato del recién nacido* (en concreto, los movimientos de succión y palpación con las manos, claves para encontrar y prenderse al pecho de la madre en el posparto), y la *liberación de oxitocina endógena de la madre* (hecho que puede frenar las contracciones naturales y por tanto invitar al empleo de oxitocina artificial para continuar el parto, por un lado, y significar el retardo en la subida de la leche, por otro, así como la propia socialización con el bebé).

De hecho, las investigaciones sugieren que aquellas mujeres que recibieron epidural junto con oxitocina sintética en sus partos presentan un mayor riesgo de destete al mes del nacimiento que aquellas mujeres a las que no les fue administrada ninguna de estas medicaciones.

Por otro lado, cabe mencionar como otro factor negativo de la epidural que supone la *inmovilidad de la mujer durante el período de dilatación y el expulsivo*. La madre permanece tumbada en la cama en lugar de mantener posturas más favorecedoras, como las verticales o aquellas que permitan el simple movimiento de la pelvis. Estos factores conducen en muchos casos a un retardo o problema para el descenso y rotación del bebé y dificultad para percibir la sensación de pujo y de las propias contracciones por parte de la madre y, por tanto, a pujos poco efectivos y, en consecuencia, a un incremento de la tasa de partos con algún tipo de instrumental o por cesárea.

Meperidina y petidina: menos conocidos por la población en general, se trata de opioides cuyo uso durante la dilatación se ha relacionado con mayor sedación en los bebés, lo que conlleva dificultades para el enganche espontáneo y el inicio y mantenimiento de la lactancia.

Óxido nitroso: el empleo de este gas sedante durante el parto no ha demostrado tener efectos sobre el establecimiento de la lactancia.

¿TIENE ALGO QUE VER LA HIDRATACIÓN?

En la gran mayoría de los hospitales a las mujeres se les canaliza una vía venosa para administrarles sueros de hidratación durante el parto. Se ha demostrado que no existe problema alguno en que la madre beba líquidos claros durante el proceso de dilatación y parto o, incluso, que tome alimentos ligeros si lo desea. No obstante, muchos profesionales muestran su desacuerdo con estas prácticas por el miedo a un hipotético paso del contenido gástrico de la madre a sus pulmones durante una situación inesperada, como una cesárea de urgencia, aunque la evidencia científica no apoya esta afirmación.

En general, el uso de sueros y de medicación durante el parto puede aumentar el riesgo de aparición de edema en las mamas (es decir, sobrecarga de líquidos en las mamas que dificulten la salida de la leche) y en el bebé, que a los días de volver a ser pesado y de eliminar el exceso de líquidos que recibió durante el parto da la impresión de haber perdido demasiado.

¿Y SI SE ME REALIZA LA EPISIOTOMÍA?

Una episiotomía consiste en realizar un corte controlado en uno de los lados de la vagina que luego será suturado. Su uso por parte de los profesionales que asisten el parto debería ser restrictivo, es decir, no extensible a todas las mujeres en cualquier circunstancia, sino, como hemos mencionado, en momentos de verdadera necesidad, como por ejemplo para facilitar la rápida salida del bebé en caso de urgencia, como puede ocurrir con los partos instrumentales.

Muchas mujeres se desgarran de forma natural durante un parto, aunque dichos desgarros suelen ser la gran mayoría de las veces heridas de poca relevancia y con altas tasas de recuperación. En el caso de las episiotomías, se relacionan con sensaciones desagradables como, por ejemplo, que se encuentre incómoda sentada o que el mismo dolor de la herida suponga una distracción para el amamantamiento y disfrute de la lactancia.

PARTO INSTRUMENTAL

Se ha constatado que el empleo de fórceps, espátulas o ventosa para la extracción del bebé durante el parto también puede tener más consecuencias negativas para la lactancia a largo plazo que los partos normales por vía vaginal. Los partos instrumentales, al ejercer presión sobre la cabeza fetal, están más relacionados con problemas en la succión/deglución porque pueden afectar a las estructuras físicas del bebé, como por ejemplo asimetría mandibular o tortícolis, los primeros días de vida de este. Igualmente la práctica de la maniobra Kristeller (en nuestro país, no prohibida pero sí desaconsejada), que consiste en ejercer presión con el antebrazo en la parte alta del útero de la madre para conseguir el descenso del bebé, puede ocasionar los efectos antes señalados.

CESÁREA Y SEPARACIÓN MADRE-HIJO

Según la OMS, el porcentaje recomendado de cesáreas no debería superar el 15 % de los nacimientos. Muchas veces se oye que la lactancia es más dificultosa en aquellos casos en los que el bebé ha nacido por cesárea, pero no se debe tanto a la forma de nacimiento como a las prácticas hospitalarias que acompañan a dicha intervención. En muchos hospitales, una vez que se practica la cesárea, la madre solo puede ver al bebé unos pocos minutos, pues enseguida se sube al niño a una planta donde va a ser cuidado hasta que llegue la madre. Dado que la madre ha sido sometida a una cirugía mayor, permanecerá un número determinado de horas en la sala de reanimación, separada del bebé. El problema de esta situación es que el niño y la madre, al estar separados, no pueden iniciar el desarrollo del vínculo de forma precoz y, por su parte, la primera toma al pecho se ve demorada. Aún más, durante la estancia de la madre en reanimación el niño tiene más probabilidades de recibir biberones de suplementos y chupetes hasta que se reencuentre con ella, lo que lógicamente puede suponer una interferencia para el enganche del bebé al pecho de su madre.

Cada vez más hospitales están tratando de incluir entre sus avances la no separación del bebé de la madre incluso en las cesáreas, ya sea en quirófano o en la sala de reanimación, con ayuda de una matrona encargada de valorar el estado de ambos. Otra opción sería proporcionar al bebé el contacto piel con piel con su padre hasta el retorno de la madre de reanimación como método para conservar el calor y la sensación de seguridad en el niño; es una solución intermedia entre las dos posibilidades anteriores.

Una vez que la madre vuelve, enfrentarse a amamantar después de una cirugía como la cesárea no resulta sencillo por el dolor e incomodidad de la cicatriz. La recuperación tras un parto vaginal normal es mucho más rápida que la que se requiere tras una cesárea.

Es necesario que los hospitales y la sociedad se conciencien más de la importancia de no separar a la madre de su bebé durante su estancia hospitalaria, pues el contacto estrecho entre ambos ha demostrado ser un factor clave para el inicio de conductas de maternaje, el establecimiento de la lactancia, así como para afianzar el autoestima y la confianza de las mamás en su propia capacidad como madres cuidadoras y mamíferas.

Actualmente, lo que recomiendan los expertos es el alojamiento conjunto 24 horas de las madres con los bebés en la misma habitación del hospital. Se trata de uno de los pasos propuestos por la Iniciativa para la Humanización de la Asistencia al Nacimiento y la Lactancia (véase más adelante).

■ CORTE DEL CORDÓN UMBILICAL

Está ampliamente demostrado que el corte del cordón umbilical del bebé, al contrario de la opinión general, debe hacerse lo más tardíamente posible. Sí, amigos. El cordón umbilical no es un objeto enemigo del que haya que separar al bebé nada más nacer porque de pronto, fuera del útero, se haya transformado en un arma mortífera. Más bien al contrario, lo deseable es permitir que deje de latir o, al menos, esperar unos dos minutos para cortarlo. Se ha observado que con esta técnica se consiguen mejores valores de hierro en el bebé a largo plazo a través de la sangre que aún circula por la placenta, su sangre; además, recordemos que el bebé no solo se nutre a través del cordón, sino que también respira y, por tanto, en un momento en el que debe utilizar sus pulmones por primera vez no está de más que cuente con el apoyo del oxígeno de la placenta mientras se establece el afianzamiento de la respiración aérea.

El corte precoz, es decir, inmediatamente después del nacimiento del bebé, implica eliminar estos beneficios para el niño, beneficios que obviamente pueden suponer que inicie la lactancia materna en un mejor estado físico general.

En conclusión, cuanto más natural y respetado sea el parto, más probable será iniciar una lactancia materna que será exitosa en el futuro.

Y... ¿cómo se supone que debería ser un parto normal?

Un parto normal es aquel en el que se tienen en cuenta aspectos tan sencillos como la necesidad de intimidad de la madre que está dando a luz, de respeto, de cariño, de recibir información suficiente durante el proceso, de moverse con libertad y adoptar la postura que desee, de contar con el acompañamiento de la persona que ella elija, que sea de su confianza y que actúe como verdadero apoyo durante el proceso (pareja, madre, hermana, etc.), de recurrir a opciones no farmacológicas para el alivio del dolor y de evitar técnicas rutinarias que puedan suponer el inicio de una cascada de intervenciones[1].

---

[1] Si quieres más información, puedes consultar los documentos:

FAME. Federación de Asociación de Matronas de España (2011). *Iniciativa Parto Normal. Guía para Madres y Padres*, Pamplona.

Ministerio de Sanidad y Consumo (2010). *Atención al parto normal.* Bilbao.

IHAN: INICIATIVA PARA LA HUMANIZACIÓN DE LA ASISTENCIA AL NACIMIENTO Y LA LACTANCIA

La IHAN fue lanzada por la OMS y UNICEF para animar a los hospitales, servicios de salud y en particular las salas de maternidad a adoptar las prácticas que protegieran, promovieran y apoyaran la lactancia materna exclusiva desde el nacimiento.

En 1991, en el Congreso Mundial de Pediatría celebrado en Ankara, estas dos organizaciones presentaron la iniciativa, que en un principio fue llamada Hospital Amigo de los Niños.

Los objetivos de esta eran capacitar a las madres para tomar una decisión justificada sobre la alimentación de sus hijos e hijas recién nacidos, fomentar el inicio precoz de la lactancia materna y su carácter exclusivo durante los seis primeros meses de vida, así como conseguir que los hospitales dejaran de adquirir sucedáneos de leche materna gratis o a bajo precio. Esta iniciativa pasó a llamarse Iniciativa para la Humanización de la Asistencia al Nacimiento y la Lactancia por varios motivos (entre ellos, la queja de los profesionales de hospitales que no tenían este galardón por sentirse como verdaderos «enemigos de los niños»).

Los hospitales y centros de salud que obtienen este galardón (otorgado tras evaluaciones periódicas y estrictas) aplican los llamados **diez pasos hacia una lactancia materna feliz,** propuestos a su vez en 1989 en el documento *Promoción, protección y apoyo a la lactancia materna: el papel especial de los servicios de maternidad* y que son los siguientes:

1. Disponer de una política por escrito relativa a la lactancia natural que sistemáticamente se ponga en conocimiento de todo el personal de atención de salud.

2. Capacitar a todo el personal de salud de forma que esté en condiciones de poner en práctica esa política.

3. Informar a todas las embarazadas de los beneficios que ofrece la lactancia natural y la forma de ponerla en práctica.

4. Ayudar a las madres a iniciar la lactancia durante la media hora posterior al parto.

5. Mostrar a las madres cómo se debe dar de mamar al niño y cómo mantener la lactación incluso si han de separarse de sus hijos.

6. No dar a los recién nacidos más que la leche materna, sin ningún otro alimento o bebida, a no ser que esté médicamente indicado.

7. Facilitar la cohabitación de las madres y los niños durante las 24 horas del día.

8. Fomentar la lactancia materna a demanda.

9. No dar a los niños alimentados al pecho tetinas o chupetes artificiales.

10. Fomentar el establecimiento de grupos de apoyo a la lactancia natural y procurar que las madres se pongan en contacto con ellos a su salida del hospital o clínica.

Actualmente, en España están acreditados unos 15 hospitales y 3 centros de salud, y otros 73 y 96 se encuentran en fase de acreditación respectivamente.

Para ampliar la información sobre este capítulo, se recomienda la lectura de los siguientes documentos:

- «Estrategia de Atención al Parto Normal en el Sistema Nacional de Salud». Sanidad 2007. Ministerio de Sanidad y Consumo.
- «Guía de Práctica Clínica sobre la Atención al Parto Normal. Guías de práctica clínica en el SNS 2010». Ministerio de Sanidad y Política Social.
- «Cuidados desde el nacimiento. Recomendaciones basadas en pruebas y buenas prácticas». Sanidad 2010. Ministerio de Sanidad y Política Social.
- «Maternidad y Salud. Ciencia, Conciencia y Experiencia. Informes, estudios e investigación 2012». Ministerio de Sanidad, Servicios Sociales e Igualdad.
- Isabel Fernández del Castillo: *La nueva revolución del nacimiento*. Obstare, 2014.

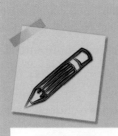

RECUERDA

- El embarazo y el parto que tengamos van a influir mucho en el establecimiento de la lactancia.

- Contar con información suficiente durante el embarazo nos ayuda a prepararnos mejor para el parto y la lactancia, así como elegir el lugar donde parir que más se adecue a nuestros deseos y necesidades y donde sepamos que vamos a obtener un buen apoyo para no separarnos en lo posible del bebé e iniciar una lactancia exitosa.

- Si tuvimos una experiencia de parto traumática o poco agradable, podemos ver la lactancia como una segunda oportunidad para reconciliarnos con nuestra autoestima materna y como compensación también a nuestro bebé. ¡En estos casos la lactancia exclusiva puede lograrse también, por supuesto! Conviene acudir a algún grupo de lactancia de la comunidad o el centro de salud y pedir ayuda a profesionales debidamente cualificados en lactancia materna, como la matrona, la enfermera de pediatría o la pediatra.

9

LLEGAMOS A CASA

CONSEJOS PARA LA MAMÁ EN LOS PRIMEROS DÍAS

Muchas mujeres resumen la llegada a casa con el bebé tras el alta del hospital con una frase: «¿Y ahora qué?». El apoyo del profesional sanitario en esos primeros días en el hospital ahora no está presente, y es cuando los papás se dan cuenta de la responsabilidad del cuidado del bebé. ¡Pero no hay por qué agobiarse! La naturaleza es sabia, y ha dispuesto que, con dosis suficientes de instinto y sentido común, el cuidado del bebé se vaya haciendo cada vez más rodado.

Es normal que surjan una serie de dudas o problemas iniciales a la llegada a casa, que vamos a ir viendo poco a poco:

— **¿Es normal que pida tanto? ¿Cómo sé que mi leche es suficiente?**

La demanda por parte del bebé puede parecer abrumadora al principio. El bebé necesita a su madre constantemente las primeras semanas desde el nacimiento, y las tomas son tan frecuentes por la propia biología del bebé (recordemos: estómago pequeño del recién nacido, alta digestibilidad de la leche materna, etc.).

Para saber despejar dudas sobre si el bebé de pecho está bien alimentado, basta con repasar una serie de indicaciones mencionadas en el capítulo 7.

— **Después de mamar, el bebé llora cuando se le deja en su cuna**

Muchas madres se preocupan de si están teniendo un retraso en la subida de la leche o de si sus hijos se quedan con hambre porque, al poco de amamantarles, les dejan en su cunita y comienzan a llorar pidiendo de nuevo el pecho. ¿Qué está pasando en realidad? Que los bebés piden el pecho por muchas otras razones aparte de la necesidad de alimentación, porque para ellos es una fuente de SEGURIDAD y de CARIÑO. Cuando un bebé se duerme al pecho, es porque se siente saciado, pero también cómodo y seguro; por eso no debe extrañarnos que al sentirse solo y desprotegido en una fría cunita vuelva a demandar el pecho de su madre. Es el sitio que la naturaleza ha dispuesto para su supervivencia, en todos los sentidos. ¿Qué puede hacer su mamá entonces? Cuando se duerma al pecho, puede permanecer unos instantes con él o con ella, hasta que se duerma más profundamente; lo sabrá por el ritmo de su respiración, porque los ojos no se mueven bajo los párpados o porque no hay tensión alguna en los bracitos cuando se dejan caer. Es entonces (si se quiere) el momento ideal para dejarle en la cuna sin peligro de que se despierte. Otra opción, considerada la más práctica y placentera para muchos padres, consiste en dormir directamente en la misma cama con el bebé, teniendo en cuenta una serie de recomendaciones de seguridad (capítulo 14).

— **¿Hay que despertar al bebé para que mame?**

Los bebés duermen muchas horas a lo largo del día porque necesitan fijar los conocimientos que poco a poco van aprendiendo a través de la infinidad de estímulos que reciben. Son una esponja en constante aprendizaje. Además, su acelerado ritmo de crecimiento los primeros dos años no volverá a repetirse a tanta velocidad en ninguna otra etapa de la vida, lo que hace comprensible que sus necesidades principales se basen en la alimentación y en el sueño, de forma combinada y cada poco tiempo. Comer, un rato de estimulación con sus padres y dormir son sus necesidades primordiales para crecer sano y feliz.

Por eso, si todo va bien (si mama de forma eficaz, se queda saciado, va cogiendo peso, vemos que hace pis y caca con normalidad y el resto del tiempo está activo), el bebé come cuando lo necesita y duerme cuando y cuanto necesita. Esto quiere decir que si el bebé hace tomas frecuentes y eficaces, no importa que alguna vez duerma durante más de tres horas si lo necesita.

Ahora bien, si el bebé no cumple con estos requisitos anteriormente mencionados, hay que valorar el motivo por el cual el bebé duerme tantas horas seguidas sin demandar el pecho (¿tal vez está demasiado débil para acordarse de mamar? ¿O tal vez si está separado mucho tiempo de su madre se duerme como mecanismo de defensa? ¿Puede que esté adormilado por los efectos de la medicación que recibió su mamá durante el parto?). Sea por el motivo que sea, en estos casos concretos sí se recomienda despertar al bebé para animarlo a mamar. En caso de que no sea capaz por sí mismo, existen también otras alternativas hasta que lo sea (véase capítulo 12).

—— **¿Es normal que duelan los pezones?**

La lactancia no debería ser dolorosa. En el caso de que esto no sea así, habría que descubrir el motivo con ayuda de un profesional de la lactancia.

Lo que sí puede ser normal los primeros días es la sensación de sensibilidad y escozor aumentada en los pezones, incluso con el solo roce de la ropa sobre la piel. Pero, ¡tranquilidad!, esto también pasará.

Kit de supervivencia para los primeros días:

1. Establecer prioridades: primero el bebé, después una misma y a continuación la pareja. Otros temas, como el cuidado y limpieza de la casa, los recados, el trabajo o atender a las visitas o a otros familiares pueden esperar.

2. Cuidar la logística: tener pensada una zona agradable y confortable donde la madre pueda amamantar, descansar y comer y donde tenga a mano lo necesario para el día a día.

3. Aceptar que las primeras semanas el bebé necesita mucho contacto con la madre: no preocuparse de «malcriarlo», hacer oídos sordos a los comentarios negativos acerca de «acostumbrarlo

a los brazos», dado que los bebés ya vienen acostumbrados de fábrica, pues para ellos el contacto físico es una necesidad vital. Es mejor no luchar contra las necesidades del bebé; ¿por qué no entonces permitirse disfrutar de ese regalo que es el contacto estrecho con nuestro hijo?

4. Alimentarse bien y aprovechar para dormir o descansar en los momentos en los que el bebé duerma o esté con el padre.

5. Contar con el apoyo de otras mujeres que estén amamantando o que hayan amamantado a sus bebés.

6. Confiar en una misma como madre.

¿QUÉ HAY DEL PADRE?

Una vez aterrizados en casa después del parto, el padre de la criatura se convierte en el principal y fundamental apoyo para la madre. Sin embargo, dado que la atención de la madre se va a centrar durante las primeras semanas en el cuidado 24 horas del bebé, es posible que florezcan en él sentimientos de desplazamiento y confusión. Esta situación puede reconducirse si el papá comprende la naturaleza íntima y constante de la alimentación al pecho de su hijo y dirige su actitud hacia el fomento y protección de la misma.

La presencia activa del padre ya parte desde mucho antes, desde el embarazo, bien asistiendo a las clases de preparación a la maternidad/paternidad, bien leyendo e informándose sobre las características de una lactancia materna normal. Este proceso de información previo es fundamental para que el papá aprenda la importancia de iniciar la lactancia cuanto antes, así como del contacto piel con piel del bebé con la mamá, de modo que, en caso de no encontrarse disponible ella (en cesáreas, por ejemplo), pueda ofrecerse para relevarla hasta que lo esté.

Al principio, en la planta de maternidad, los días pueden parecer complicados: por la inexperiencia de la reciente mamá, la fatiga y otras posibles molestias tras el parto, las visitas en el hospital y la necesidad constante del bebé de mamar. Algunos padres, en un intento de ayudar a su pareja, a la que ven en los primeros días desbordada o con dudas acerca de su propia capacidad para amamantar, suelen ser los primeros en sugerir un «biberón salvador» para aliviar la presión sobre la madre.

Pero es necesario que ellos también sean conocedores del funcionamiento del pecho y de los ritmos del bebé, que los primeros días estará más demandante a fin de establecer su producción a largo plazo, y también porque la leche materna se digiere rápidamente. Que entiendan que la lactancia no tiene horarios rígidos.

Su rol debería ser el de animar a la madre para que ella confíe en su propia capacidad de amamantar, respaldar sus decisiones y protegerla o evitar comentarios negativos en cuanto a la lactancia, tanto propios como del entorno.

En caso de dificultades, el padre puede ser el encargado de intermediar por ella para consultar a un profesional cualificado.

Una vez en casa, la función del padre es de vital importancia: teniendo atendida a la reciente mamá (ofreciendo alimentos fáciles de comer con una mano y ricos en fibra, y bebida), velando por su comodidad y procurando su descanso a lo largo del día y de la noche (podéis probar a dormir junto al bebé, con el bebé en la cama o en habitaciones separadas al principio). Lo mejor es valorar qué situación se ajusta mejor a vosotros. Dentro del rol del padre se incluyen: las tareas de la casa; gestionar o limitar las visitas de familiares y amigos (aunque la mamá no lo exprese, necesita descanso e intimidad, y en ese caso os tocará ser su portavoz); jugar y prestar atención a los hermanitos mayores; cuidar del bebé cuando no esté al pecho, para bañarle, cambiarle el pañal, dormirle o bien para simplemente disfrutar de su contacto mientras la mamá se dedica unos minutos a sí misma (¡o a dormir!). Sabemos que la baja paternal de 15 días resulta insuficiente para muchas familias, y, dependiendo de las posibilidades laborales, puede ser una opción disponer de las vacaciones para alargar la estancia en casa con la madre y el bebé, así como pedir la colaboración de abuelos y otros familiares.

El papá también puede intervenir en la extracción de la leche para su hijo, dando un masaje en la espalda a la madre para que fluya mejor u ocupándose de conservarla y dársela al bebé en caso de ausencia de la mamá.

Es necesario que los padres sean pacientes con su pareja y se muestren atentos a sus posibles necesidades de cariño, escucha y apoyo en estos momentos, pues un auténtico torbellino de emociones y pensamientos surgen en la mente de la madre que acaba de parir. Es habitual que sobre todo los primeros 15 días tras el parto aparezcan en ella sentimientos de baja autoestima, de fatiga, de falta de control, de dudas sobre su capacidad de ser buena madre, de tristeza, etc. A ello hay que añadir las propias cargas físicas tras el parto (molestias en las mamas con la subida de la leche, dolor en la zona del periné por episiotomía o desgarros, loquios o manchado fisiológico posparto, entuertos o molestias en el útero cuando el bebé mama, posibles pérdidas de orina al principio, hinchazón por los líquidos administrados durante el parto, barriguita, etc.). Esto es lo que se conoce como «tristeza puerperal» o *maternity blues,* que afortunadamente se trata de un estado pasajero. Según avanzan los días, la mamá y también el papá se van adaptando a la nueva vida con el bebé, y esos pensamientos y esas dudas y falta de confianza en uno/a mismo/a se van disipando poco a poco.

Si estos sentimientos perduraran más allá de las primeras dos semanas, o las madres hicieran afirmaciones llamativas como «el bebé estaría mejor si yo no estuviera» o similares, convendría consultar con un profesional sanitario para descartar una depresión posparto.

Por otro lado, conviene apoyar también la opción de aquella madre que haya decidido no amamantar. Aquí el padre sigue ejerciendo una labor de cuidado y protección fundamentales, pues las necesidades de la mamá y el bebé siguen siendo las mismas: cuidados del bebé y de la mamá, tareas del hogar, preparar y limpiar biberones, etc.

CENTRO DE SALUD Y RECURSOS EN LA COMUNIDAD

Cuando una mujer da a luz, lo normal es que continúe realizando las visitas de seguimiento en el centro de Atención Primaria o la clínica donde llevaba el control del embarazo.

Dependiendo del protocolo del centro de salud o de la comunidad autónoma donde viva, esta primera visita posparto con la matrona se realizará entre las 48 ó 72 horas tras el parto, o al menos dentro de la primera semana desde el nacimiento del bebé. Dicha visita resulta crucial, pues la matrona tiene oportunidad de saber cómo ha ido el parto (o cesárea), de evaluar el estado de la mamá y del bebé conjuntamente y de forma precoz, así como de ofrecer todo su apoyo y despejar dudas e inseguridades en cuanto a los cuidados en el posparto y al bebé.

Además, la matrona es uno de los profesionales más capacitados para asesorar en cuanto a la lactancia materna y detecta cuándo algo no va del todo bien para buscar la mejor solución.

Dependiendo de cómo sea esta primera visita, la matrona podrá decidir establecer un seguimiento más continuado, si la mujer y el bebé lo necesitan. Si no existiese problema alguno, o todo discurriera a la perfección, la segunda visita posparto se acordaría pasado el período de cuarentena, es decir, a las seis u ocho semanas tras el parto. En dicha visita, entre otras cosas, se evalúa el estado general (físico y psicológico) de la madre y del bebé, la adaptación a la nueva situación, el afianzamiento de la lactancia materna, el estado del periné y del suelo pélvico, y se repasan los métodos anticonceptivos que mejor se ajusten a la pareja.

Conviene preguntar a la matrona si en el propio centro de salud se realizan talleres de lactancia. A estas reuniones acuden grupos de mujeres que se encuentran amamantando a sus bebés, dispuestas a compartir sus dudas, problemas, experiencias y remedios con las otras mamás en las mismas situaciones. Los talleres de lactancia son una auténtica terapia de grupo que inyecta una buena dosis de empoderamiento y positividad a la madre que se encuentra desanimada con su lactancia, y además ayudan a estrechar lazos con otras madres de la zona.

La página web de la IHAN (Iniciativa para la Humanización de la Atención al Parto y el Nacimiento) contiene un listado de todos los grupos de lactancia disponibles en todas las comunidades autónomas, parte de ellos pertenecientes a centros de salud, parte gestionados por asociaciones pro lactancia materna: **www.ihan.es.**

ABUELAS: ¿LA GENERACIÓN DEL BIBERÓN?

Para muchas madres, el apoyo que reciben por parte de su propia madre va a a influir mucho en la experiencia y en los resultados de la lactancia.

Las abuelas son un pilar fundamental en esta nueva familia, pues ayudan con el cuidado de los otros hijos, así como en las tareas del hogar. Sin embargo, muchas de ellas vieron amamantar a sus propias madres pero ellas mismas no tuvieron una experiencia positiva de lactancia por las rígidas recomendaciones que recibieron de ciertos estamentos profesionales y por la presión mediática y comercial en su época, que les instaba a establecer un horario para amamantar al bebé, darle biberones de fórmula de ayuda, no coger al niño en brazos, evitar dormir con él en la misma cama, emplear el chupete desde el principio, dar agua al recién nacido, etc.

De esa forma, las que consiguieron dar el pecho lo hicieron en su mayoría con muchas dificultades y durante pocos meses, desconociendo que la causa de su destete precoz no se debía a que «tuvieran poca leche de familia», sino a las propias recomendaciones profesionales que se tenían por científicas y más cómodas para todos. El problema surge cuando estas recomendaciones desfasadas se toman como ciertas y perpetúan los mitos erróneos y equivocados sobre la lactancia en sus propias hijas.

Estas abuelas pueden sentir asimismo un lógico rechazo hacia las nuevas prácticas en lactancia y, desconfiadas, enfadadas y desorientadas, afirmar que «ya no saben nada». Ellas mismas, además de abuelas, siguen teniendo su propio papel de madre y, por tanto, afán de protección sobre su hija lactante (y en ocasiones, también, cierto afán de posesión del nieto o nieta).

El quid de la cuestión es encontrar con estas «abuelas del biberón» un punto de entendimiento, pues ellas mismas pueden verse y sentirse señaladas respecto a su forma de haber criado a sus hijos en el pasado. Puede ser de utilidad acudir con ellas a las clases de preparación a la maternidad/paternidad, o a los talleres de lactancia de su comunidad, para poco a poco incluirlas en el modelo actual de amamantamiento.

La experiencia de las abuelas es un tesoro que hay que agradecer en lo referente al cuidado de los hijos, pues supone contar con una mano sabia en un momento dado para calmar al bebé o para recibir unas palabras de consuelo del tipo: «Hija, esto que te está pasando es normal». No obstante, la reciente madre debe también confiar en su propia capacidad y criterio y guiarse de su propio instinto y el de su pareja para evitar conflictos y sentimientos de impotencia o confusión y practicar la escucha selectiva.

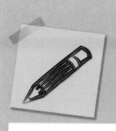

RECUERDA

- En los primeros quince días es normal sentirse desbordados por los requerimientos constantes del bebé. Es una etapa de adaptación a la lactancia, que poco a poco fluirá con más sencillez. Es fundamental para la madre aprovechar para descansar cuando el bebé duerma.

- Los grupos de lactancia son de gran utilidad para aumentar la confianza personal de la mamá en su propia capacidad de dar el pecho.

- El papel del padre es básico para asegurar la alimentación y el descanso de la madre, el cuidado del bebé, las tareas domésticas y la atención a los otros hermanos, la gestión de visitas y el apoyo emocional a la madre.

- No dudar en pedir ayuda cuando se necesita a la matrona (de forma presencial o por teléfono), el pediatra, etc., o a la propia familia. Las abuelas son un tesoro, pero sus opiniones y las de otros familiares, sobre todo en cuanto a la lactancia, deben ser escuchadas con respeto, pero con criterio propio.

10
EL MUNDO DE LOS PRODUCTOS DE LACTANCIA

A veces la puericultura y la crianza son todo un mundo. Nos compramos mil chismes incluso antes del parto porque nos hacen pensar que los vamos a necesitar obligatoriamente. La lactancia, por su propia naturaleza, no necesitaría accesorios, pero en algunas ocasiones alguna ayuda no viene tan mal. A continuación vamos a hablar de algunos productos de lactancia, ninguno de ellos imprescindible para lograr una lactancia exitosa. Cada díada madre-hijo necesitará los suyos y ninguno es indispensable.

COJINES DE LACTANCIA

Como no nos podemos incorporar al cuerpo un tercer brazo extra, los cojines de lactancia nos pueden ser muy útiles. Podemos dejar el cuerpo del bebé sobre este cojín semicircular mientras que con una de nuestras manos logramos un buen enganche. No hay que olvidar que el cuerpo del bebé siempre tiene que estar muy bien pegado al de la madre, con o sin cojín. Tampoco olvides los signos de un buen enganche: boca bien abierta, labios evertidos (sobre todo el inferior), nariz y mentón próximos a la piel y mejillas lisas.

SACALECHES

Los sacaleches son otra herramienta que nos puede servir de ayuda sobre todo en el caso de querer lograr una mayor estimulación del pecho y aumentar la producción de leche. También nos pueden ser muy útiles en esos momentos en los que estamos separadas de nuestro bebé y otra persona va a ser la encargada de alimentarlo.

Los sacaleches manuales son más baratos, fáciles de transportar y no precisan ningún tipo de energía. Los eléctricos, por su parte, suelen ser más rápidos y requieren menos participación de la madre. Por ello, para extraer pequeñas cantidades de leche, los manuales no están mal. Sin embargo, si tu idea es utilizarlo a largo plazo, debido a tu futura incorporación al trabajo o porque el niño ya tiene unos cuantos meses y aumenta la cantidad de leche que necesita, nuestro consejo es que inviertas en un buen sacaleches eléctrico. Para más información, consulta el capítulo 16.

PEZONERAS

En cuanto al mundo de las pezoneras, debemos señalar que estas pueden actuar de «barrera de plástico» entre la boca del niño y el pecho, haciendo que la estimulación sea menor. Puede que amamantar con ellas parezca un poco artificial, ya que no son otra cosa que un artículo de silicona con forma de pezón que se adhiere al pecho. Sin embargo, cuando el niño ya se ha acostumbrado a las tetinas artificiales, o en el caso de un pezón plano «rebelde», pueden ser de utilidad. De hecho, para los bebés prematuros que no tienen mucha energía para succionar, la pezonera permanece en su sitio cuando paran de mamar y necesitan menos trabajo para tenerlo todo en su lugar.

La talla de la pezonera dependerá del tamaño del pezón. Su colocación se realiza girándola casi por completo (como si fuera un calcetín) para que el pezón quede lo más en contacto posible con la pezonera. También es útil comprimir la mama unas cuantas veces acumulando unas gotas en el espacio interior con el fin de incitar al niño para que empiece a mamar.

El mayor riesgo es que el niño se acostumbre a engancharse al pecho con pezonera. La deshabituación puede ser todo un reto. Si te cuesta que se enganche sin pezonera, prueba a quitar la pezonera después de la toma, cuando el niño ya está lleno y somnoliento, pues a veces buscan el pecho sin abrir los ojos. También puedes probar a quitarla durante la toma y cubrir el pezón y la areola con leche para hacerlos más apetecibles.

BIBERONES Y TETINAS

Aunque, como hemos comentado anteriormente, el biberón no es la mejor forma para darle suplementos con leche materna o artificial, ya existen en el mercado tetinas a través de las cuales la leche no sale tan rápidamente como con las tradicionales.

La tetina de estos biberones llega hasta el paladar blando como lo haría el pezón y el niño debe «trabajar», es decir, mover la lengua y provocar el vacío para que la leche salga. Aún así, estos biberones no logran aportar todo lo bueno del pecho, como el cariño, el vínculo y el piel con piel.

LANOLINA

Mención aparte merece la lanolina, una cera natural producida por las glándulas sebáceas de algunos mamíferos comúnmente utilizada para el dolor del pezón o las grietas del mismo. Como ya vimos, la grieta está producida por un mal enganche, con lo cual esta solo se curará si logramos mejorar el enganche del bebé y la postura. Por mucho que echemos cremas en el pezón, si esto no se corrige, la grieta va a continuar, o, peor, va a ir a más. A veces tan solo es necesario un buen apoyo profesional y sentirse arropada por tus seres más queridos para que la lactancia materna encauce el camino adecuado.

De hecho, en los estudios en los que se comparaba a mujeres que recurrían a algún tratamiento para el dolor del pezón frente a las que no utilizaban ninguno, no se encontró ninguna diferencia estadística para recomendar el uso de lanolina.

DISCOS ABSORBENTES Y SUJETADORES DE LACTANCIA

A veces utilizamos **discos absorbentes** para evitar manchar los sujetadores o camisetas. No decimos que no sean útiles, pero cuando ya hay una irritación del pezón o alguna grieta, puede que agudicen el problema provocando una sequedad en la zona mucho mayor, contraproducente para la cura del pezón. Lo mejor es dejar unas gotas de leche para conservar la hidratación de la zona y mantener el pecho el máximo tiempo al aire.

Por otro lado, para sentirte más cómoda utiliza **sujetadores** de algodón, transpirables y prácticos con los que puedas destapar al máximo tu pecho. Así, permitirás el mayor contacto de tu piel con la de tu hijo. Es importante que no contengan aros, ya que estos pueden obstruir algún conducto y motivar que la leche se quede retenida provocando mastitis. Ten en cuenta que muchos sujetadores que venden para lactancia no cumplen realmente los requisitos anteriores, y que tu talla ya no va a ser la misma que la de antes de estar embarazada, sino que habrás aumentado una o dos. Por ello: compra los sujetadores cuando el pecho ya haya crecido, no antes, y asegúrate de que te encuentras lo suficientemente cómoda con ellos.

¿EXISTEN EN EL MERCADO PRODUCTOS QUE AUMENTEN MI PRODUCCIÓN DE LECHE?

A día de hoy no se ha comprobado que ningún alimento o infusión provoque un aumento en el volumen de la leche. La mejor forma de asegurar un buen abastecimiento son las tomas frecuentes, el buen enganche y la postura, la relajación y la máxima intimidad posible a la hora de mamar. Así que… ¡a disfrutar del momento!

RECUERDA

- La lactancia, por su propia naturaleza, no debería necesitar accesorios, pero en algunas ocasiones alguna ayuda no viene tan mal.

- La mejor forma de asegurar un buen suministro son las tomas frecuentes, el buen enganche y la postura, la relajación y la máxima intimidad posible para los dos a la hora de mamar.

11
DIFICULTADES EN LA LACTANCIA

Como hemos mencionado anteriormente, la lactancia es un fenómeno natural que, si se da en circunstancias idóneas, no debería resultar complicado para la mamá ni para el bebé. Sin embargo, cada caso es un mundo, y en ocasiones pueden surgir algunas dificultades. A continuación vamos a describir algunas de las más comunes.

EN EL BEBÉ

SÍNDROME DE SUCCIÓN INADECUADA

Como describíamos en capítulos anteriores, el bebé no mama del pezón sino del pecho.

A veces, lo que ocurre es que solo agarra el pezón. Con este mal enganche, se ve obligado a realizar vacío y así intentar obtener algo de leche. De esta forma, el bebé aplica más fuerza sobre una superficie menor, produciendo dolor y grietas en la madre. Por este motivo la toma se hace muy larga y muchas veces el niño no suelta el pecho por sí mismo, sino que la madre lo tiene que sacar. Tampoco parece saciado, por lo que al poco rato lo vuelve a pedir.

Así, la madre se queja de que «está todo el día dando el pecho».

El niño no es capaz de sacar la leche rica en grasa del final de la toma, por lo que, al alimentarse solo de la del principio, baja en calorías, pide con frecuencia aumentando la producción de oxitocina en la madre y haciendo que esta sufra en ocasiones ingurgitación e, incluso, mastitis. El aumento de peso en el bebé en la mayoría de las ocasiones suele ser insuficiente. Como ya vimos en el capítulo de la técnica de amamantamiento, el enganche al pecho debe cumplir una serie de requisitos: boca bien abierta, labios evertidos, nariz y, sobre todo, barbilla próximos a la piel, mejillas lisas (no hundidas) y movimientos de la mandíbula al succionar.

La solución es lograr un buen enganche del bebé al pecho. Si la toma duele, probablemente el niño no esté bien enganchado. Por eso lo mejor será retirarle del pecho, esperar a que abra muy bien la boca y, en ese momento, introducirle el pezón y parte de la areola. Además, la postura más sencilla es la de crianza biológica que vimos en el capítulo 6 por el enganche espontáneo que se produce.

▉ PESO INSUFICIENTE

Como ya vimos en el capítulo 7, los niños tienen lo que llamamos una «pérdida fisiológica de peso» de hasta el 10% al alta hospitalaria y tardan en recuperar el peso del nacimiento unos 15 días. Posteriormente, ganarán unos 140 gramos a la semana (según la Asociación Española de Pediatría). Tampoco debéis interpretar que si vuestro hijo se encuentra por debajo del percentil 50, por ejemplo, está fuera de lo normal, sino que la mitad de los niños están por encima de su peso. Además, la nutrición se puede observar con otros datos, como el pis y la caca. Pero si realmente vuestro hijo no gana peso o lo pierde, se debe buscar la causa. Quizá se deba a una mala técnica de enganche que produzca una insuficiente estimulación, o se deba a una verdadera hipogalactia, es decir, a la ausencia de producción de leche (aunque se da en muy pocos casos). Lo más recomendable en este caso es consultar con un experto en lactancia.

▉ DESHIDRATACIÓN

Para diagnosticar una auténtica deshidratación se debe cumplir que la pérdida de peso sea superior al 10 % y que se observen signos claros de deshidratación en una analítica de sangre. Otros signos menos objetivos son: poco nivel de alerta, palidez cutánea, hipotonía (poca fuerza), succión pobre...

Si realmente detectáis signos de este tipo, consultad con vuestro pediatra, matrona o enfermero.

■ TIPOS DE BEBÉS (LOS BELLOS DURMIENTES, EL INSATISFECHO, LOS GEMELOS...)

Como cada bebé es diferente, ningún patrón, regla o truco va a servir para todos por igual. Por ello, en este apartado queremos profundizar más sobre su comportamiento.

En ocasiones, hay bebés que lloran mucho (y cuando decimos mucho, queremos decir mucho) los primeros días. Especialmente antes de que tenga lugar la subida de leche. El niño se encuentra tan irritable que rechaza el pecho o se enfada todavía más cuando intenta engancharlo. Es lo que comúnmente se conoce como el **bebé insatisfecho.**

Imaginaos la angustia y frustración de una madre que ve a su hijo así y no nota todavía la subida de leche (aunque hay leche antes de la subida). Lo primero que debéis entender, papás, es que esa irritabilidad no es exclusivamente por hambre, sino una manera de reaccionar de algunos bebés o una forma o proceso de adaptación. A veces, incluso, el llanto se ve motivado por otras razones, como ansiedad materna, tipo de analgesia durante el parto, tipo de parto, separación madre-hijo después de este, nicotina o leche insuficiente. Lo segundo es mantenerle en piel con piel el máximo tiempo posible e intentar buscar el momento en que esté más tranquilo para engancharle al pecho buscando las señales sutiles de búsqueda de este. Y, ¡recordad!, todos ese nerviosismo y angustia se transmiten, así que será mejor que por unos minutos calme al niño otra persona que venga «más fresca».

Si nos dirigimos al otro extremo, nos encontramos con el **bebé bello durmiente.** Es aquel que pasa dormido o adormilado la mayor parte del día y reclama el pecho muy poco. Esto impide que la madre esté bien estimulada y que, por tanto, la producción de leche disminuya. El mayor riesgo de estos niños es que entren en ese estado de adormilamiento o *standby* y de poco gasto de energía y empiecen a perder peso y sufran ictericia y deshidratación.

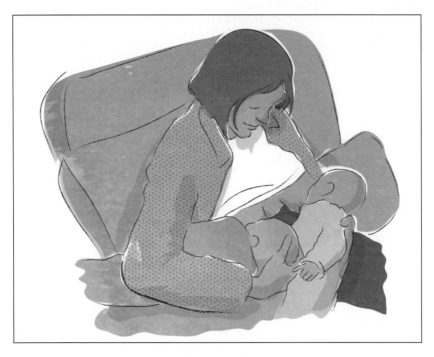

En esos casos lo primero que debemos controlar es el número y aspecto de micciones y de deposiciones, además del peso. Si todo esto se encuentra dentro de los patrones normales: ¡olvidaos! Vuestro hijo es tranquilo y punto.

Si lo anterior os empieza a preocupar, ese niño debe comer más, sin olvidar la estimulación de la madre (si es necesario, realiza una extracción manual o utiliza un sacaleches). Despertadle, desvestidle y dadle masajes circulares en los pies, pues molesta mucho. Mantenedle también el máximo tiempo posible piel con piel: los niños reaccionan al olor de su madre y son capaces de hacer una buena toma de forma espontánea. No olvidéis que el llanto es un signo tardío de hambre, por lo que estaos atentos a las señales sutiles que lo anuncian.

¿Y si vienen dos?, ¿o tres? Pues como la leche materna se adapta a las necesidades, su cantidad también. Por ello, si el pecho es demandado con más «ímpetu», su producción y cantidad serán mayores. Iniciar la lactancia lo antes posible después del parto, y además amamantar con frecuencia, es la mejor manera de asegurarse un buen comienzo.

En la mayoría de las ocasiones estos niños nacen prematuros o con bajo peso, con lo cual deben aprovechar todos los beneficios que la leche materna les aporta. Si deben quedarse ingresados, asegúrate de que el servicio de neonatos del hospital donde vas a parir es de puertas abiertas y promueve la lactancia materna y los cuidados madre canguro.

La llegada a casa es algo más complicada con más de un bebé, así que acepta toda la ayuda que te ofrezcan. El mayor inconveniente de amamantar a dos o tres a la vez es el poco tiempo que te quedará para ti misma, ya que cuando acabe la toma de uno, empezará la del otro, y así sucesivamente. Dedicarás prácticamente las 24 horas a la alimentación de tus hijos. En este libro te ofrecemos alguna postura para dar de mamar a ambos a la vez, pero tú puedes encontrar otras que te resulten más cómodas.

Recuerda, la lactancia materna es ingenio: ¡échale imaginación!

DISFUNCIONES ORALES

Las disfunciones orales son perturbaciones que dificultan unas buenas succión y deglución. Estas dificultades suelen darse en bebés prematuros, inmaduros o que han sufrido algún trauma durante el parto. Normalmente, estos niños rechazan el pecho, se muestran inquietos, lo cogen y lo sueltan, se ponen muy nerviosos, lloran y no saben muy bien lo que hacer con él. Si logran el enganche, lo hacen de forma superficial, cerrando mucho la boca y causando dolor, lo que a menudo conduce a poca ganancia de peso y un destete precoz.

Las causas pueden ser muchas: desde un frenillo sublingual corto (anquiloglosia), prematuridad o alteración neurológica hasta dolores faciales o malformaciones causadas por partos instrumentales, uso de analgésicos durante el parto, separación madre-hijo…

Por este motivo, ante estos síntomas lo ideal es que se realice una adecuada evaluación sensorio-motora-oral al niño, ya que lo que aparentemente se diagnostica como mal enganche podría ser una anquiloglosia.

Además, existen soluciones para ello, desde la frenetomía (corte del frenillo sublingual) hasta ejercicios orofaciales, tratamientos osteopáticos o terapia cráneo-sacral, que ayudan a mejorar el enganche.

BACHES Y HUELGAS DE LACTANCIA

Los **baches de lactancia,** también llamados «crisis de crecimiento», consisten en el aumento súbito de la frecuencia e intensidad de las tomas debido a la necesidad de incrementar la producción de leche para adecuarla a las nuevas fases de crecimiento del niño. Una vez logrado este propósito, al cabo de dos o tres días, el bebé retoma su ritmo anterior. Esta situación suele repetirse cada cuatro o seis semanas durante los primeros seis meses y es menos frecuente en el segundo semestre.

La solución es ofrecer el pecho con la frecuencia y duración que el bebé solicite porque, como ya hemos visto, la leche y su cantidad se adaptarán a las necesidades de tu hijo. Si el bebé pide más, la fábrica se pone en marcha y producirá más leche.

En la **huelga,** por el contrario, se produce un rechazo del pecho después de haber estado succionando satisfactoriamente hasta ese momento. La causa más frecuente es el síndrome de confusión del pezón, causado por el uso de chupetes y tetinas; otras veces se debe al simple hecho de que la madre haya mostrado en algún momento un signo de rechazo o haya gritado mientras el bebé mamaba.

Lo que debemos hacer ante esta situación es aumentar el contacto piel con piel intentando disfrutar al máximo de este (el porteo es una buena opción), buscar un sitio tranquilo, apartado y familiar para amamantar y retirar el biberón y/o chupete si se ha hecho un uso indebido de ellos. Y, por supuesto, recurrir a la extracción para ¡mantener la producción de la fábrica!

■ BEBÉS QUE MUERDEN

Hacia los seis meses aproximadamente comenzarán a salir los primeros dientes. A partir de este momento, corremos el riesgo de que el bebé nos muerda. Muchos bebés nunca muerden, mientras que algunos muerden solo una o dos veces y otros pocos pasan por una fase de mordiscos. Como ya hemos dicho, para mamar el niño saca su lengua y tiene que hacer un trabajo con ella. Para morder, debe introducirla para dentro porque si no se la mordería. Pues bien, si podemos prever este momento, con retirarle del pecho antes de que lo haga bastaría. Por el contrario, si tu hijo es «Billy el rápido» y ya ha mordido, en ese momento debería acabar la toma y reiniciarla poco tiempo después, haciéndole ver que con estos episodios se acaba lo que tanto le gusta.

■ CÓLICOS

Pondríamos la mano en el fuego cuando afirmamos que pocos profesionales sanitarios sabrían diagnosticar adecuadamente el cólico en el lactante. De hecho, cuando nos remiten al diccionario, la definición que aparece es «dolor visceral agudo originado por torsión, obstrucción o espasmo de un órgano hueco» (en este caso, el intestino). Dicen que suelen aparecer a las dos o tres semanas y desaparecen a los cuatro meses.

Pero, ¿realmente sabemos cuándo un bebé siente dolor? El llanto es la única forma que tienen de comunicarse: lloran cuando tienen hambre, cuando están cansados, cuando quieren brazos... y también cuando sienten dolor. Entonces ¿por qué ese llanto lo asociamos al cólico y no a una necesidad de cariño o una expresión de sus sentimientos, por ejemplo?

Hay que entender que el recién nacido recibe mucha estimulación a lo largo del día, y ese momento de la tarde-noche es su preferido para desahogarse por todo lo que «ha sufrido» durante el día (visitas, ruidos raros, separaciones parciales de los padres, caras extrañas, etc.).

Lo que debemos hacer ante estas situaciones es cubrir primeramente las necesidades básicas (hambre, aseo, cariño, brazos...) y, después, si hecho esto el bebé parece no calmarse, el siguiente paso es escucharlo. Y precisamente los brazos de la mamá agobiada y cansada de todo el día al cuidado del bebé no son los más adecuados. No te sientas culpable, mamá, aprovecha esos momentos y cede el cuidado al padre o algún familiar que seguramente esté más fresco y relajado e intenta descansar.

También hay que aclarar que no existen productos milagrosos anticólicos. Estas infusiones, gotas o jarabes pueden fácilmente llenar el estómago tan pequeño del niño y obligarle a saltarse tomas, con lo cual impedimos la estimulación adecuada de la madre.

En el episodio «agudo» del cólico lo mejor es cogerlo en brazos boca abajo sobre el antebrazo y mecerlo. Como método preventivo, previamente y durante el resto del día, podéis optar por el masaje infantil. Dentro de esta corriente, existen unos movimientos destinados al cólico. Estos ayudan a reducir bastante los episodios, aunque seguramente el motivo es la «nutrición táctil» y la comunicación que se establece entre el niño y cuidador principal[1].

---

[1] Os recomendamos leer el libro *Masaje infantil* de Vimala McClure, fundadora de la Asociación Internacional de Masaje Infantil.

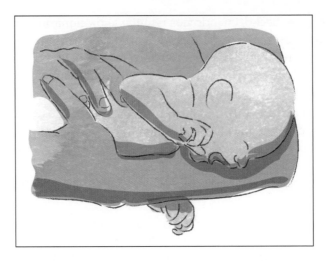

Postura para el momento agudo del cólico.

▦ INTOLERANCIA A LA LACTOSA, ALERGIA O INTOLERANCIA A LA PROTEÍNA DE LECHE DE VACA

Normalmente, tendemos a confundir términos como intolerancia a la lactosa, alergia a las proteínas de la leche de vaca o intolerancia a las proteínas de leche de vaca. Los confundimos porque son muy parecidos, aunque en realidad no es así. Lo que sí tienen en común es que en ninguno de los tres casos se debe abandonar la lactancia materna.

La **intolerancia a la lactosa** aparece en la adultez debido a un déficit de la enzima lactasa. Actualmente, la mayoría de los adultos no lo sufren debido a una mutación y adaptación al medio. Esta intolerancia suele dar síntomas gastrointestinales (diarrea, ruidos intestinales, gases, flatulencias...), a diferencia de la alergia, cuya sintomatología es sistémica, y predomina la dermatitis atópica.

Si observamos que existe relación entre la ingesta de leche de vaca por parte de la madre y estos síntomas en el niño, podríamos sospechar de **alergia o intolerancia a las proteínas de leche de vaca.** Lo que debería hacer la madre es retirar completamente la leche de vaca de su dieta (teniendo cuidado con otros alimentos que pueden contenerla, como galletas, margarina, embutidos, bollería, etc., que también debe evitar). Si con esto el bebé mejora claramente, la madre tomará de nuevo uno o dos vasos de leche al día (como mínimo). Y si reaparecen los síntomas, se confirmaría el diagnóstico y la madre continuará con la dieta sin lácteos.

En la mayoría de los lactantes los síntomas se repiten con la mínima introducción de lácteos en la dieta de la madre; pero habitualmente, hacia los 18 meses o dos años suelen ceder los síntomas y tolerar de nuevo las proteínas de leche de vaca.

EN LA MAMÁ

■ RETRASO EN LA SUBIDA DE LA LECHE

La llamada subida de la leche hace referencia al aumento de la producción láctea que ocurre como consecuencia de una cascada hormonal. Suele ocurrir al segundo o tercer día del nacimiento, **independientemente de si trata de un parto o de una cesárea, dado que está directamente relacionado con la expulsión de la placenta** y, por tanto, con el descenso paulatino de las hormonas producidas por ella.

Cuando la placenta se expulsa, la prolactina y la oxitocina maternas comienzan a elevarse de forma pulsátil (a picos); se produce entonces el completo desarrollo de la mama.

Existen factores que pueden influir en que esta subida tarde más, como situaciones de separación del bebé tras el parto, falta de estimulación por parte del bebé los primeros días, en caso de enfermedades maternas, como diabetes o hipotiroidismo clínico, o, incluso, en casos excepcionales, retenciones de restos placentarios tras el parto.

Para manejar este problema, se debería hacer un seguimiento especial durante el embarazo a las madres en situación de riesgo de un retraso en la subida a fin de valorar la estimulación frecuente y eficaz del pecho una vez que el bebé ya ha nacido, o incluso preparar una **reserva de calostro previo al nacimiento.** Si es tu caso, consulta a un profesional experto en lactancia para que te oriente.

En primer lugar, debemos intentar conocer la causa principal del retraso en la subida para solucionarla. Si esto no fuera posible, siempre ayudará recurrir a la estimulación frecuente del pezón, al contacto estrecho, precoz y mantenido con el bebé y a la suplementación con leche de donante, si fuera necesario, sin por ello dejar de estimular el propio pecho.

■ Leche insuficiente

Una de las quejas más extendidas de las madres lactantes es la sensación de «no tener leche», o de «tener poca leche». Se ha demostrado que esta percepción se relaciona con un problema motivado por el estrés, la inseguridad, el desconocimiento de la fisiología de la lactancia, un inicio tardío de la misma, la introducción demasiado precoz del chupete, horarios estrictos o una técnica de succión débil e inefectiva.

Estos factores de forma separada, pero sobre todo cuando se juntan, pueden influir negativamente en una producción insuficiente de leche, aunque, ¡ojo!, no porque la madre tenga ningún problema médico, real, de base, sino por factores circunstanciales o por un apoyo inadecuado a su lactancia. Lo malo de estas percepciones de «poca leche» o de que «el bebé se queda con hambre» es que, si no son valoradas correctamente por un profesional, muchas veces desembocan en la suplementación del bebé con uno o varios biberones de fórmula. Estas son las famosas «ayuditas de biberón, por si acaso», que si no están justificadas realmente, pueden perjudicar todavía más el establecimiento de la lactancia o suponer su final definitivo.

Es necesario diferenciar las situaciones anteriores de una *hipogalactia verdadera*, es decir, una producción insuficiente de leche materna médicamente diagnosticada, la cual es más infrecuente. Se trata de un trastorno que sí tiene que ver con un funcionamiento alterado del organismo, como por ejemplo en el caso de los ovarios poliquísticos, o en el de la hipoplasia mamaria (es decir, glándula mamaria insuficiente de nacimiento o tras una cirugía).

■ Ingurgitación mamaria

Un par de días después del parto, las mamas de la madre están pletóricas, como «llenas de leche». Algunas mujeres comentan que las sienten **duras, congestionadas y calientes,** pues la sangre y la linfa del cuerpo aumentan su volumen para poder aportar los nutrientes necesarios a las células productoras de leche y para recoger los desechos, respectivamente. La propia presión del aumento de líquidos sobre los tejidos de alrededor contribuye a la inflamación. Suele ocurrir con la famosa «subida de la leche».

Este molesto fenómeno puede prevenirse en los primeros días si ponemos al bebé al pecho inmediatamente tras el parto para que succione de forma repetida y eficaz, al menos ocho o diez veces al día, y si evitamos dar suplementos durante la estancia hospitalaria.

Pero si esta situación ya está ocurriendo, ¿qué podemos hacer para aliviar la ingurgitación? **Una ducha con agua caliente o compresas templadas** antes de la toma tienen un efecto relajante, por lo que la leche fluirá con más facilidad al exterior (siempre y cuando sea durante no más de cinco o diez minutos); el **masaje** con las yemas de los dedos, realizando presión y círculos con decisión por toda la mama (puede que incluso sea necesario aplicarlo también en la zona glandular de la axila), ayudará a aflojar los «bultos de leche» que notemos. Y no solo ayuda masajear la propia mama: un agradable masaje en otra zona del cuerpo (por ejemplo en la espalda de la mamá) puede hacer las veces de drenaje linfático y, además, el efecto placentero del contacto facilita la expulsión láctea (nuestra querida oxitocina de nuevo es la responsable de ello). Por supuesto, lo que más va a aliviar una ingurgitación en el pecho es el **propio bebé,** pues al mamar con frecuencia va drenando la mama. Sobre todo, conviene saber que el sector del pecho que más se vaciará será aquel donde el niño realice el ordeño con la lengua (un truco para no liarnos consiste en recurrir a la frase: «En la zona del mentón se vacía la leche un montón»). Es decir, si, por ejemplo, notamos que la zona más endurecida es la base inferior del pecho, una buena postura de drenaje de esa parte sería colocar al bebé de modo que su mentón quede en contacto con ella, por ejemplo, a caballito.

Una vez que el bebé haya mamado de un pecho (lo sabemos porque vamos notando que queda blandito, que la velocidad de la succión disminuye y que finalmente se suelta espontáneamente), le ofreceremos el otro; puede que lo tome todo, un poco o nada. Si del segundo pecho no toma nada, y seguimos sintiéndolo cargado, podemos optar por **extraernos una pequeña cantidad de leche** (bien de forma manual o con sacaleches) hasta que notemos cierto alivio. No se trata de vaciar el pecho, sino de ablandarlo lo justo para sentirnos mejor. ¡Recuerda recoger esa leche en un envase apropiado y conservarla correctamente por si pudiera hacernos falta en otro momento! (Cualquier gota de leche materna es muy valiosa como para desperdiciarla.)

A veces, intentar poner a mamar de un pecho muy ingurgitado supone que el pezón donde se enganchará el niño se encuentre tenso como un globo y difícil de agarrar; podemos ayudar a ablandarlo si colocamos las puntas de los dedos de una mano o de ambas como si fueran los pétalos de una flor y **presionamos firmemente la circunferencia de la areola hacia dentro, hacia las costillas, durante unos tres minutos** (¡lo que suele durar una nana!). Otra opción es extraer unas gotas de leche hasta que notemos que el pezón queda más moldeable.

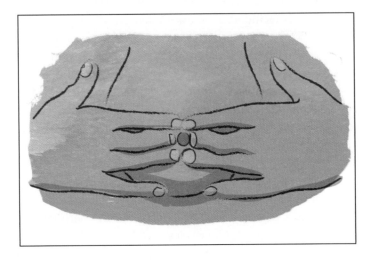

Tras la toma, y si todavía notamos molestias, podemos aplicar **compresas frías** (envolviendo una bolsa de hielo o de guisantes congelados en una toalla) **durante un máximo de 30 minutos** para aliviar la inflamación. Si cuando se vaya acercando la siguiente toma nuestras mamas vuelven a congestionarse, repetiremos el proceso, esta vez poniendo al bebé primero al pecho que quedó sin drenar en la toma anterior, o que se drenó menos.

Otra idea útil sería aplicar la **hoja de una col verde** (desechando la primera capa y extrayendo previamente el nervio central) sobre el pecho y alejado del pezón, pues se ha demostrado que en algunas mujeres provoca un notable efecto calmante y antiinflamatorio. Tumbarse boca arriba tras la toma para favorecer el drenaje del tejido linfático de las mamas puede ayudar igualmente.

Si nos planteáramos además tomar algún analgésico o antiinflamatorio, podemos consultar con un profesional sanitario y en la página web de **www.e-lactancia.org** para comprobar su compatibilidad con la lactancia (véase capítulo 15).

Cabe decir que este fenómeno de notar «la subida» de la leche con cada toma no dura eternamente; ocurre sobre todo los primeros 15 días, cuando «la maquinaria» del pecho debe aprender a regular la producción hasta por fin amoldarse a cuántos niños debe alimentar, con qué frecuencia y con cuánta demanda. Después de este tiempo, notaremos que los pechos permanecen blandos, pero cuando lleguemos a este punto, ¡ojo!, no hay que asustarse y pensar que «si los pechos están blandos es que ya no tengo leche»; al contrario: la leche ahora se producirá de una manera más económica, más precisa.

En los meses de lactancia más avanzados, la ingurgitación puede darse por otras circunstancias puntuales, como que la madre y el bebé sean separados por enfermedad o incorporación al trabajo, que las tomas se vean espaciadas por algún problema o que el bebé duerma más horas seguidas por la noche.

DOLOR EN EL ENGANCHE

La naturaleza es tan perfecta que ha provisto a la mama y al pezón de una profusa red de nervios para avisar cuando algo va mal. Y que algo vaya mal es, por ejemplo, que el bebé esté mamando en una posición incorrecta y no obtenga toda la leche que necesita. Por ello, el principal indicador de un enganche inadecuado es el *dolor en el pezón*. Pensemos en nuestras antepasadas de hace miles de años. El dolor causado por un mal enganche crea en el cerebro de la madre una reacción de rechazo; esta separa al bebé y prueba a recolocarlo en una posición en la que no le duela y que además será la mejor para que el bebé se alimente con más eficacia. Así de sencillo.

Aunque es normal sentir una cierta molestia o sensibilidad con el primer enganche (sobre todo los primeros días), el resto de mamadas no deberían ser dolorosas; si esto es así, lo mejor es introducir uno de nuestros dedos (el meñique) por la comisura de los labios del bebé para romper la ventosa creada por el niño evitando que se lleve con él el pezón hacia atrás, cosa que sin duda sería tremendamente dolorosa, y volverle a recolocar.

Este dolor motivado por un mal enganche tiene su causa en que el bebé se prende únicamente del pezón en lugar de hacerlo de la areola superior y, sobre todo, inferior. Podemos ver que el bebé adopta «boquita de piñón» en lugar de tener las mandíbulas bien separadas y los labios evertidos (doblados) hacia fuera y bien pegados a la piel del pecho. No es igual la postura que adopta uno cuando sorbe un espagueti que cuando va a comer una hamburguesa. Lo mismo le pasa al niño. Si pone boquita de piñón, ejerce muchísima más fuerza y presión sobre una zona reducida de la piel, que tiende a quedar deformada y magullada; aparte, el bebé no saca la leche con la misma eficacia porque su lengua no presiona sobre la base del pezón; no «ordeña» al pezón, lo sorbe. Y por eso es tan habitual ver que el pezón queda deformado cuando el bebé lo suelta.

El dolor en el pezón es la manera en que nuestro cuerpo nos avisa de que tomemos medidas; si el dolor continúa o no mejora, corremos el peligro de que acabe apareciendo una grieta.

En contra de la creencia popular y falsamente entendida como «sacrificada» de la lactancia, *esta no debe doler*. Y si duele, hay que investigar la causa para solucionarla y para que tanto la mamá como el bebé puedan disfrutar plenamente de ella.

▉ Grietas

Las famosas y temidas grietas del pezón son heridas causadas en la piel. Resultan *muy dolorosas*, y pueden incluso provocar el abandono de la lactancia. Dichas grietas pueden aparecer en uno o ambos pezones, en la base o en la punta, **y su principal causa, como hemos comentado, es un enganche inadecuado del bebé y/o posición incorrecta de este al mamar.** ¿Por qué? Porque el bebé mal enganchado tira solamente del pezón y lo aplasta con las encías o el paladar duro, dañándolo. En cambio, si como hemos visto en capítulos anteriores, el bebé tuviese un enganche correcto, es decir, si cogiese un gran bocado de pecho, abarcaría no solo el pezón, sino una gran parte de la areola inferior, el pezón quedaría liberado de dicha presión a la altura del paladar blando y la mandíbula y la lengua realizarían un movimiento para extraer la leche.

Asimismo, con un enganche adecuado, el dolor sobre la grieta debería ser nulo o mucho más leve y, además, al no verse de nuevo erosionado, el pezón se curaría con más facilidad a los pocos días. Lo ideal es acudir a un profesional experto en lactancia para que evalúe una toma y nos eche una mano para corregir la posición de nuestro pequeño.

En cuanto al tema de las *cremas, pomadas o aceites para prevenir o tratar las grietas del pezón*, hay que mencionar que no existe unanimidad científica al respecto de estas medidas terapéuticas «milagrosas». La mayoría de las cremas, por ejemplo la más usada y conocida, la lanolina, fabricada a partir de grasa de lana de oveja, tienen un efecto hidratante, pero no curativo. Es decir, que pueden aportar protección a una piel seca que ya de por sí íntegra, sana. Sin embargo, una vez que la grieta ha aparecido, su aplicación puede que no solo no mejore el cuadro sino que incluso lo empeore por macerar la herida. Existen otras cremas enriquecidas con vitaminas A y D, o corticoides suaves, que en casos concretos pueden ser de utilidad. Por otro lado, el propio *aceite de oliva* también se ha venido señalando en los últimos años como método preventivo por sus propiedades bacteriostáticas y antiinflamatorias.

Extender la propia leche sobre el pezón es una medida muy recomendable cuando el pezón está sano, pues como sabemos la leche contiene sustancias protectoras; sin embargo, si tenemos una grieta con aspecto de estar infectada (inflamación, calor, enrojecimiento), es mejor evitar realizar esta práctica, pues podría sobreinfectarse con las bacterias presentes en la leche.

Otras opciones útiles son dejar el pecho *secar al aire* el máximo tiempo posible y, si se desea, el empleo de *conchas aireadoras* o *discos recogeleches* (separan el pezón de la ropa y pueden ayudar a que se cure antes al no estar macerado).

Otra de las recomendaciones cuando hay grietas o para evitar su aparición sería mantener las condiciones óptimas del ambiente del pezón, esto es, evitar lavarlo frecuentemente, pues estaríamos eliminando las sustancias protectoras naturales de las glándulas de Montgomery. Con la ducha diaria sería suficiente. Si la grieta ya existe, deberemos poner atención en lavarnos las manos antes de manipular el pecho, evitando el contacto directo sobre la herida.

Hay madres que deciden emplear pezoneras para proteger la grieta cuando mama el bebé y evitar que el dolor sea tan intenso; esta puede ser una buena opción provisional, siempre y cuando tengamos en cuenta que luego puede ser más complicado retirarlas si el bebé se acostumbra a ellas y, por tanto, será más difícil corregir el enganche si desde un principio no era del todo correcto. Otro producto que ha salido recientemente al mercado pero que resulta poco económica ha sido la pezonera de plata, que promete ayudar a prevenir y curar la formación de grietas y fisuras. No obstante, no existe ninguna evidencia científica para dicha afirmación hoy por hoy.

VAS A SER MAMÁ

Lo que sí que se sabe es que la mejor solución para las grietas del pezón es corregir su causa principal: el enganche del bebé. Si a pesar de comprobar que la posición y el enganche del amamantamiento son correctos siguiera doliendo el pezón o las grietas no desaparecieran, habría que investigar otras posibles causas.

▇ OTRAS AFECCIONES DEL PEZÓN

Ante síntomas como dolor, enrojecimiento, irritación o supuración del pezón, conviene consultar con el profesional sanitario para descartar, en un primer lugar, un problema de enganche y después una infección.

Las infecciones en el pezón pueden ser de origen bacteriano o candidiásico (hongos). En este último caso, la madre describe sensaciones como de ardor con las tomas y de pinchazos después de estas. Para determinar el origen y administrar el tratamiento correspondiente, la prueba estrella consiste en cultivar una muestra recogida del pezón. La aplicación del tratamiento antibiótico o antifúngico normalmente es local, y no resulta incompatible con la lactancia. En ocasiones puede ser necesario tratar también al bebé (por ejemplo, en el caso de que presente hongos en forma de pelusilla blanca en el interior de los carrillos, conocidos como *muget*).

Los *eczemas* en el pezón pueden ser debidos a otros motivos, como sustancias irritantes o ropa apretada o poco transpirable. Por eso se recomienda emplear jabones neutros para su cuidado en la ducha diaria, así como ropa de algodón.

▇ MASTITIS

La mastitis se define como la inflamación de uno o más lóbulos de la mama que puede ir o no acompañada de una infección. La mayoría se presentan en los primeros tres meses después del parto y normalmente afectan solo a una de las mamas. **La causa principal de la mastitis es una retención de la leche por drenaje insuficiente o ineficaz.** También se ha comprobado que la existencia previa de grietas en el pezón puede actuar como un factor de riesgo de entrada de microorganismos patógenos a la mama.

La mastitis aguda (de libro) se caracteriza por notables molestias en el propio pecho, como **dolor intenso, inflamación o zona de la mama enrojecida,** y además se acompaña de síntomas gripales: fiebre de más de 38,5 °C, sensación de debilidad, malestar general, dolor de cabeza, escalofríos, etc.

En cuanto al tratamiento más aceptado, este consiste en drenar el pecho afecto poniendo a mamar al bebé. Muchas veces surge la duda de si mamar de un pecho con mastitis hará daño al bebé; la respuesta es un rotundo NO. La mastitis causa problemas a la madre, pero para el bebé no supone ningún peligro.

Es importante saber que para favorecer que la leche drene con más facilidad pueden ayudar métodos como el masaje, mejorar la posición y el enganche del bebé y realizar tomas frecuentes haciendo especial hincapié en el drenaje completo del pecho. Por las características del pecho enfermo, es posible que el sabor de la leche sea más salado, lo que puede derivar en que el bebé rechace mamar por el lado afectado. Si esto ocurriera, recurriremos al drenaje por otros medios, como la **extracción manual o el sacaleches.** Además del drenaje, **el reposo, la hidratación de la madre, la aplicación de frío local entre las tomas, así como el uso de analgésicos y antiinflamatorios,** pueden ayudar mucho a mejorar el cuadro.

Si, por el contrario, la sintomatología no remitiera o incluso empeorara, el siguiente paso sería empezar a tomar **antibióticos** prescritos por nuestro médico durante 10-14 días para evitar recaídas, continuando por supuesto con el drenaje frecuente. En caso de que no se experimentara mejoría a los dos días de empezar con los antibióticos, se podría solicitar un **cultivo de leche** para determinar con exactitud qué bacteria en concreto está causando el problema y prescribir así un tratamiento antibiótico al que fuera sensible.

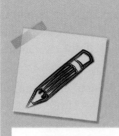

RECUERDA

- Ante cualquier duda con la lactancia materna, acude a un experto en la materia, ya que aunque normalmente el motivo de los problemas es un mal enganche, puede haber otra causa detrás.

- Aunque la leche de vaca sea retirada de tu dieta por una alergia en tu hijo, el calcio se encuentra en otros muchos alimentos, como lentejas, frutos secos, anchoas, sardinas en aceite, almejas, ostras, calamares o carne.

- Tanto con el niño bello durmiente como con el insatisfecho lo mejor es mantenerle el máximo tiempo posible en piel con piel.

- El porteo es muy beneficioso en todos los casos (véase cap. 14).

- La subida de la leche se produce normalmente en torno a los dos o tres días posparto y se relaciona con la salida de la placenta.

- La sensación de poca leche normalmente va unida a una estimulación del pecho infrecuente o inefectiva, o a factores emocionales negativos. En cualquier caso, debe de ser valorada por un profesional para corregir las causas.

- La hipogalactia verdadera o falta de leche es un trastorno poco frecuente.

- La ingurgitación mamaria se puede prevenir con tomas frecuentes y eficaces.

- La lactancia materna no debe resultar dolorosa. La presencia de dolor en el pezón o en la mama nos indica que algo no va bien y que convendría que fuese valorado por un profesional sanitario.

12
LA LACTANCIA EN EL HOSPITAL

RECIÉN NACIDO INGRESADO

Como ya hemos visto en lo que llevamos de libro, la no separación, la cohabitación, el piel con piel entre madre e hijo, el enganche espontáneo al pecho y las tomas frecuentes son factores que favorecen el establecimiento de la lactancia materna.

Pero ¿qué pasa cuando, en ocasiones, la separación es necesaria por un ingreso hospitalario en neonatos prematuros o con cualquier otra patología? No desesperéis: afortunadamente existen «trucos» para favorecer la estimulación y la producción de leche materna aun estando separados.

Imaginaos que vuestro bebé necesita que lo ingresen en la unidad de neonatos. Para garantizar una buena estimulación y producción de leche durante la separación, puedes recurrir a la extracción. Durante los primeros días, para la extracción de calostro sería suficiente el método manual. En los siguientes días, puedes continuar con esta técnica o recurrir al sacaleches (véase el capítulo 16). En cuanto al ritmo de las extracciones, estas deberían ser igual de frecuentes de lo que lo serían las tomas del recién nacido, es decir, entre ocho y doce tomas/día. Si el servicio es de puertas abiertas (es decir, no existen horarios para las visitas), mantente el máximo de tiempo con tu hijo, pide cogerlo y realizar piel con piel. De este modo serán más fáciles el enganche al pecho, la estimulación y la producción de leche. Si no puedes cogerlo, sácate la leche cerca de él o ten una foto a mano (o algo suyo, ropita, por ejemplo); así se favorecerá la liberación de oxitocina. Para darle tu leche, si no puedes darle una toma de pecho, intenta que lo hagan con la técnica dedo-jeringa, un vaso o una cucharita y evita así la confusion pezón-tetina.

Todo esto es más sencillo si la unidad de neonatos del hospital tiene un protocolo de puertas abiertas. Este tipo de servicio favorece la lactancia materna, así como el piel con piel y el método canguro. Por ello, si este hospital es IHAN, estas «cuestiones» las tenemos solucionadas; si no, conviene preguntarlas antes de elegir hospital para evitar sorpresas posteriores.

RECIÉN NACIDO PREMATURO

Como ya vimos en el capítulo 3, la investigación perinatal confirma que la leche humana, y en concreto la de la propia madre, es sin duda la más adecuada y específica para alimentar a los niños prematuros ya que se adapta a sus necesidades.

Uno de los métodos para favorecer el vínculo y la lactancia materna es el madre-canguro. Entre los beneficios que se describen de él se encuentran el menor riesgo de infecciones y enfermedades graves y mayores porcentajes de lactancia materna exclusiva y de ganancia de peso al alza. Además, como madre y padre os sentiréis más competentes y realmente partícipes y protagonistas del cuidado de vuestro hijo.

El método madre-canguro consiste en poner en contacto piel con piel a la madre (o padre) y al bebé prematuro (este tan solo llevará puesto gorro, calcetines y pañal) de forma que la cabeza quede entre los dos pechos, vuelta hacia un lado y ligeramente extendida. Se puede sujetar con una banda de tela o licra para que no corra riesgo de caerse. Este proceso se llevará a cabo lo antes posible, de forma continua y prolongada (hasta que el bebé lo determine, pues es él quien lo decide).

Como hemos visto, con el niño ingresado conviene que la madre se estimule, extraiga toda la leche que pueda y combine estas medidas con los cuidados madre-canguro.

BANCOS DE LECHE

Un banco de leche es un centro especializado responsable de la promoción y apoyo a la lactancia materna y de la recolección, procesamiento, control de calidad y dispensación de leche de madre donada a cualquier niño que lo precise.

Cuando un niño no puede mamar, la primera opción, la ideal, sería alimentarlo con leche de su madre, ya sea fresca o extraída son anterioridad y debidamente almacenada y conservada (véase el capítulo 16). La siguiente opción sería leche humana donada pasteurizada (labor de los bancos de leche). Y como último recurso deberíamos optar por la leche artificial.

Actualmente, esta leche donada va dirigida a niños hospitalizados y que no pueden alimentarse con leche de sus madres. Se ha comprobado que los beneficios a corto plazo son una menor incidencia de enterocolitis necrotizante y enfermedad nosocomial y una mejor tolerancia digestiva y, a largo plazo, mejor neurodesarrollo y menor riesgo cardiovascular.

Cualquier madre que esté amamantando a su hijo puede ser donante. Tan solo tiene que realizar una breve entrevista sobre su salud y estilos de vida, firmar un consentimiento informado y realizarse un análisis de sangre para descartar algunas enfermedades infecciosas.

En España existen bancos de leche en las islas Baleares, en el Hospital 12 de Octubre de Madrid, en el Hospital La Fe de Valencia, en el Hospital Virgen de las Nieves de Granada, en Zaragoza, en Barcelona, en Mérida (Badajoz) y en Valladolid.

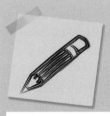

RECUERDA

· Se puede establecer una lactancia eficaz a pesar de que tu hijo precise estar ingresado.

· Para no perder la producción, es necesario estimular el pecho cada dos o tres horas por el día y cada cuatro por la noche.

· Los Bancos de Leche Materna dirigen sus esfuerzos a la prevención de enfermedades graves en niños vulnerables, como los prematuros.

13
LA ALTERNATIVA A LA LACTANCIA MATERNA

¿CUÁNDO SE ACONSEJA OTRA ALIMENTACIÓN ALTERNATIVA AL PECHO?

Existen pocas enfermedades que contraindiquen la lactancia materna y en las que se aconseje otra alimentación alternativa.

De hecho, en el caso del recién nacido, la única enfermedad en la que la alimentación al pecho está contraindicada es la **galactosemia.** Esta se caracteriza por la incapacidad del lactante de metabolizar la galactosa debido al déficit de una enzima. Esto es motivado porque la leche materna tiene grandes cantidades de lactosa que se desdobla en glucosa y galactosa. Por ello, y solo en este caso, el bebé debe ser alimentado con fórmulas sin lactosa.

No es el caso de la **fenilcetonuria,** que, si bien precisa una restricción, no exige un abandono total de la lactancia materna. Esta enfermedad se debe también a un déficit enzimático que provoca una acumulación de fenilalanina. Por ello, la leche humana, que contiene menos fenilalanina que las adaptadas, se debe complementar con fórmulas sin fenilalanina (aunque una mínima parte sí deben tomar para su correcto desarrollo).

La mayoría de los procesos infecciosos leves que puede sufrir la madre no afectan ni a la producción de leche ni a su composición; tampoco se transmiten por esta vía. Al contrario, lo que suele ocurrir es que a los pocos días aparecen en la leche los famosos anticuerpos que protegen al bebé.

Profundizando en gravedad, la mayoría de las enfermedades infecciosas permiten continuar con la lactancia. Sin embargo, vamos a analizar las situaciones más importantes que nos pueden llevar a error:

— **Toxoplasmosis, tuberculosis, hepatitis A, B y C, rubeola y citomegalovirus:** en estos casos no está contraindicada la lactancia materna.

— **Brucelosis:** esta enfermedad se transmite a través de la leche materna. Debido a la escasa literatura sobre las consecuencias del contagio por esta vía, se puede optar por suspender la alimentación al pecho hasta que hayan transcurrido 48-72 horas del inicio del tratamiento, o continuar con el amamantamiento y tratar a la madre vigilando estrechamente al bebé.

— **Virus de la leucemia de células T (HTLV-I):** es prudente evitar la lactancia en mujeres portadoras de este virus.

— **Herpes simple:** solo se contraindica la lactancia cuando hay lesiones en el pezón o en la areola.

— **Varicela:** solo habría que tener precaución si el exantema aparece en los cinco días previos al parto o las primeras 48 horas posparto. En este caso, durante este tiempo se podría extraer la leche y dársela con relactadores. Después, la lactancia directa es posible.

— **Sarampión:** si la madre estuvo expuesta inmediatamente antes del parto, se recomienda separar al bebé de su madre hasta 72 horas después de la aparición del exantema. Al igual que en el caso de la varicela, durante este período es posible alimentar al bebé con leche extraída de su madre. Sin embargo, si la madre contrae el sarampión durante la lactancia, no está indicado aislar al bebé.

— **VIH:** es la única infección con la que lactar está contraindicado en los países desarrollados.

Otras enfermedades no infecciosas, como el hipertiroidismo, no contraindican la lactancia materna; solo habría que interrumpirla si se realizara alguna prueba diagnóstica con isótopos radiactivos. En el caso del síndrome de Sheehan, otra patología endocrina causada por una hemorragia posparto grave que provoca un infarto trombótico y necrosis de la hipófisis produciendo una hipoprolactinemia, no cabría la posibilidad de dar de mamar por la incapacidad para la producción de leche.

Mención aparte merece el cáncer de mama, en el que la lactancia materna se contraindica durante el tratamiento con quimioterapia o tamoxifeno (ya que es un potente inhibidor de la producción de leche).

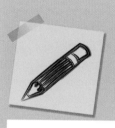

RECUERDA

- Existen pocas enfermedades que contraindiquen al cien por cien la lactancia materna.

- En el caso de que se precise una separación entre tu hijo y tú por una enfermedad infecciosa, recuerda que puedes extraerte la leche y alimentarlo con ella de forma indirecta.

REBECCA

14

ESTILOS DE CRIANZA:
¿moda o tradición?

SUEÑO DEL BEBÉ

■ DORMIR COMO UN RECIÉN NACIDO

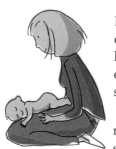

Las necesidades básicas del bebé se pueden resumir en tres: alimentación, sueño y afecto/seguridad. A lo largo de este capítulo vamos a ver cómo cada una de ellas va a depender de las demás y a interrelacionarse de una forma única y especial.

Con respecto al sueño de un bebé, ¿cuántas veces nos hemos parado a pensar qué significa la famosa expresión «dormir como un bebé»?, ¿dormir muchas horas seguidas?, ¿dormir sin preocupaciones? Pues bien, en realidad el sueño del bebé **es de calidad, pero muy corto.**

Un recién nacido duerme mucho durante el día, pero **lo hace en períodos cortos de tiempo,** de no más de dos, tres o cuatro horas seguidas. Desde un punto de vista biológico, este tipo de ciclos le permiten al bebé alimentarse de forma frecuente, evitar la hipoglucemia, crecer (la cría humana triplicará su peso al nacer cuando llegue al año de vida) y asimilar mejor los estímulos que va recibiendo durante el día.

Pero también mantener períodos cortos de sueño le va a resultar útil al bebé mamífero para asegurarse cada cierto tiempo de que su cuidador no se ha despreocupado de él y se ha ido a buscar algún jugoso plátano a la selva, sino que sigue ahí cerca, protegiéndole de posibles *depredadores*.

Desde que nace hasta los tres meses, el bebé cuando duerme es capaz de entrar directamente en sueño REM, la fase que precisamente le permite organizar mejor su aprendizaje del entorno, que en esta etapa es tan acusado.

En este punto, cabe mencionar que la causa por la que los bebés tienen tantos despertares nocturnos responde a una especie de *instinto ancestral* que les empuja a llamar a sus padres en busca de seguridad en la oscura noche. Hasta que sean mayores, la ausencia del padre o de la madre en la habitación o incluso un alejamiento visual o de contacto durante unos minutos pueden ser interpretado por ellos como una ausencia indefinida y muy angustiosa.

A partir de los tres meses, el sueño del niño va evolucionando y pareciéndose un poco más al del adulto, pues se incorporan dos fases previas de sueño ligero antes de caer en fases de sueño más profundo. Hacia esta edad, además, se desarrolla en ellos un núcleo cerebral que les permite activar su reloj biológico, comenzando así a diferenciar el día de la noche, hecho que, además de permitirles irse adaptando al ciclo cotidiano propio de su especie, les ayudará al cambio paulatino del tipo de alimentación.

Alrededor de los ocho meses y hasta los dos años, el sueño del bebé viene muy marcado por la angustia previa al momento de dormir, por la llamada *ansiedad de la separación*. De ahí que necesiten tanto la presencia del cuidador, su compañía y consuelo antes de dormirse. Asimismo, los despertares por la noche continúan estando presentes debido a la adaptación a las nuevas fases del sueño que van apareciendo, así como a una menor duración del ciclo completo de sueño.

Por fin, **hacia los tres años y hasta los seis años** aproximadamente, disminuyen de forma considerable los despertares nocturnos.

■ COLECHO

Habiendo expuesto una pincelada de las características del sueño del bebé, podemos comprender mejor por qué la necesidad de contacto y seguridad del bebé continúa también, y sobre todo de noche. La naturaleza ha dispuesto que el bebé se encuentre cerca de su madre de noche para tener accesible el pecho y así poder satisfacer sus necesidades físicas y emocionales. Además, dormir con su cría le permite a la madre alimentarle sin interrumpir demasiado su propio sueño y el de su bebé, que a veces solo necesita un poco de contacto para tranquilizarse. Parece muy lógico y muy práctico, ¿verdad? Sencillez pura.

Se define como *colecho* la acción por la cual el adulto, normalmente la madre, comparte la cama con el niño todas o casi todas las noches y durante varias horas (algunos autores señalan un mínimo de cuatro horas). El colecho es practicado por el ser humano desde hace millones de años; actualmente está demostrado que de forma habitual u ocasional las dos terceras partes de los padres acaban durmiendo en la misma cama con sus bebés. El colecho es distinto de la *cohabitación*, que sería la acción de compartir el mismo espacio, el mismo cuarto que el bebé cuando dormimos, pero no necesariamente nuestra cama.

No obstante, es en el siglo xx cuando empiezan a desarrollarse teorías y recomendaciones médicas que ponen límites a este contacto en pro de una supuesta independencia del niño y futuro adulto; teorías que nunca han podido ser demostradas. En Occidente, la norma básica pasó a ser que los padres durmieran separados de sus bebés, sin despertarles por la noche para amamantarles. ¿Qué podemos deducir de esta conducta? Que la lactancia, claramente, salía (y sigue saliendo a día de hoy) muy perjudicada con este método.

Existen estudios que demuestran que los niños que duermen en cunas separados de sus madres durante las primeras semanas tienen menos posibilidades de seguir con lactancia materna exclusiva a los cuatro meses de edad, precisamente porque los bebés que duermen con sus madres tienden a hacer tomas más frecuentes y, por tanto, mejoran el número de receptores de oxitocina con los que se contará para el resto de la lactancia (véase el capítulo 2).

¿Pero qué pasa además con el sueño del bebé que duerme con su madre? Pues que el contacto directo con ella, o el simple hecho de escuchar su respiración si duermen en la misma habitación, hacen que el bebé sincronice su propia respiración con la de su madre, impidiendo que caiga en pausas respiratorias prolongadas (apneas) que podrían suponer un riesgo.

Cuando dormimos mucho, nos olvidamos de otras cuestiones, como comer, y en el caso del bebé no realizar las tomas nocturnas que necesita puede repercutir en un estancamiento o pérdida de peso. Por su parte, si la madre duerme en la misma habitación que el bebé, será más consciente de las sutiles muestras de hambre de este, a través de movimientos o ruiditos, que, por otra parte, si no son respondidas, pueden llevar al bebé a encerrarse en sí mismo como mecanismo de defensa y a no demandar el pecho o demandarlo menos de lo que necesita.

Además, las técnicas para adiestrar el sueño del bebé se basan en mecanismos conductistas con estímulos negativos que, lejos de aumentar los niveles de oxitocina, los disminuyen a favor de otras hormonas del estrés (cortisol, adrenalina).

Aunque se conocen los múltiples beneficios del colecho, tampoco es correcto que caigamos en el absolutismo y que lo tomemos como un elemento indispensable para el desarrollo psicológico y emocional de los adultos del futuro. Es lo que es: un recurso muy útil para el mantenimiento de la alimentación, la seguridad del bebé y el desarrollo del apego.

Aspectos positivos del colecho

— **Mejora la respiración y la termorregulación nocturna de los niños.** La respiración del bebé se sincroniza con la de la madre para pasar de una fase a otra del sueño; además, en caso de sufrir una apnea (detención momentánea de la respiración), también le sirve para recordarle que continúe respirando.

— **Ayuda al mantenimiento de la lactancia materna:** existe un consenso profesional que recalca la importancia de las tomas nocturnas para el mantenimiento de la lactancia porque la secreción de prolactina es mayor; por otro lado, la naturaleza es tan sabia que además ha dispuesto que la madre que amamanta varias veces por la noche pueda volver a dormirse con facilidad para lograr un sueño reparador. Se ha demostrado que los niños que duermen en la misma cama de la madre o en una cuna-sidecar atornillada a ella realizan el doble de tomas nocturnas que aquellos que duermen en sus cunas al lado de la cama materna.

— **Mejora el sueño de la madre y del bebé, que apenas se despierta para pedir alimento.** Es obvio: si tenemos al bebé muy cerquita de nosotras al dormir, a poco que haga algún gesto o ruidito podremos ofrecerle el pecho para que se enganche y seguir durmiendo. Además, cabe señalar que como la leche materna contiene L-triptófano, que es un inductor del sueño, puede ayudar al bebé, que de por sí se siente calentito y con el estómago lleno, a volver a conciliar el sueño. Y buenas noticias: hay autores (Debré y Douminic) que comprobaron que los niños que mamaban con vigor se cansaban más y, por tanto, dormían mejor que aquellos que no lo hacían.

¿El colecho se relaciona con un aumento del síndrome de la muerte súbita del lactante (SMSL)?

El síndrome de muerte súbita del lactante (SMSL) define aquella muerte repentina e inesperada que ocurre en menores de un año y cuya causa concreta no puede explicarse tras la autopsia. El 90 % de los casos ocurren en menores de seis meses, y el pico se registra en niños de entre un mes y cuatro meses de vida. Entre los **factores de riesgo** de dicho síndrome se encuentran por ejemplo **poner a dormir a los bebés boca abajo**, el **abrigo excesivo**, la **exposición al tabaco** y la **lactancia artificial**. Otros factores de riesgo son intrínsecos al bebé, como nacer prematuramente o con bajo peso o exposición al tabaco ya desde la vida intrauterina.

Existen estudios que afirman erróneamente que el colecho aumenta *per se* el SMSL y que han encontrado mucha repercusión en los medios de comunicación, asustando a los padres. Pero se trata de estudios mal diseñados y que no tuvieron en cuenta una serie de variables de confusión, como padres que consumían alcohol u otras drogas[1].

No se ha demostrado que compartir la cama con el bebé reduzca o aumente *per se* el síndrome de muerte súbita del lactante (SMSL). Lo que sí se ha constatado es que compartir la misma habitación para dormir tiene un efecto protector para el niño.

Se ha probado que el grupo de madres lactantes que duermen con sus hijos, sin ningún otro factor añadido, son un grupo particularmente de bajo riesgo para el SMSL.

---

[1] Se recomienda la lectura de L. L. Ribera, J. M. Paricio Talayero, J. J. Lasarte Velillas y M. T. Hernández Aguilar (2013). *Comunicado de IHAN-España sobre la práctica del colecho y el amamantamiento.*

Recomendaciones para dormir seguros juntos

Tanto si los padres están dispuestos a realizar colecho de forma habitual como si lo llevan a cabo de forma puntual o circunstancial, resulta muy deseable tener en cuenta una serie de recomendaciones para dormir con seguridad con el bebé que explicamos a continuación:

- Utilizar colchones lo suficientemente firmes para evitar el atrapamiento del niño. Esto supone evitar colchones blandos o sofás.
- Comprobar que no queden huecos entre el colchón y el cabecero de la cama o entre el colchón y la pared donde el pequeño pudiera quedar atrapado.
- Evitar el uso de edredones, almohadas, cobertores y cojines mullidos. Asimismo, se deben evitar las sábanas con lazos o cintas que puedan quedar rodeando al bebé. No conviene tampoco envolver al bebé.
- Evitar apoyar la cabeza del bebé sobre una almohada. Todo su cuerpo debe reposar sobre la superficie dura del colchón para que el cuello no se flexione y no se cierren las vías respiratorias.
- Evitar tapar demasiado al bebé (¡que la cabecita quede libre siempre!). Puedes abrigar al bebé con una cantidad de ropa similar a la que uses tú; no olvides que también le abriga el propio calor de tu cuerpo.
- Dormirlos boca arriba, sobre su espalda, no de lado o boca abajo.
- No fumar delante del bebé ni en su habitación ni hacerlo durante el embarazo.
- Los padres no deben estar bajo la influencia de alcohol, drogas o sustancias que inhiban la capacidad de atender al niño con prontitud.
- Otros factores de riesgo a evitar: hacinamiento de la vivienda, obesidad mórbida en los padres o ponerlo a dormir junto con otros hermanos o personas que no sean los padres de la criatura. Si hay un niño mayor durmiendo en la misma cama, siempre debe mediar un adulto entre él y el bebé.
- No permitir la presencia de mascotas en la cama.

- Tal vez al principio el padre o pareja puede no ser tan consciente de la presencia del niño en la cama; podéis hablarlo y comprobar qué es lo que mejor se ajusta a vuestra situación. ¿Tal vez que la madre duerma entre el bebé y el padre o que duerma sola en la cama con el bebé?

- No dejar solo al bebé en la cama, puesto que puede llegar a rodar y caerse o quedarse en una postura peligrosa.

- Cabe mencionar que el colecho podría suponer un incremento del riesgo en aquellas situaciones en las que la madre no amamante por un problema materno o neonatal o que, aun amamantando, deba tomar algún tipo de medicación que pueda alterar su patrón de sueño natural.

Para recabar más datos, se recomienda consultar la web que ofrece información actualizada sobre las últimas investigaciones en lo que respecta al sueño del bebé: **www.isisonline.org.uk.**

Sí, pero… ¿podría aplastarle?

Es un miedo bastante recurrente el temor a aplastar al bebé mientras se duerme. Dicho temor no tiene ningún fundamento si se respetan las medidas de seguridad comentadas en párrafos anteriores, entre ellas que la madre no se encuentre excesivamente dormida por ingesta de somníferos o alcohol.

Por otro lado, James McKenna, un investigador del sueño infantil, asegura que la madre que duerme con su bebé adopta una postura de protección de forma instintiva que consiste en dormir de cara a su bebé con el codo y la pierna flexionados, a modo de barrera.

¿LA LACTANCIA NOCTURNA SE RELACIONA CON CARIES?

No está demostrado que la lactancia materna produzca caries por sí misma en los niños, dado que la caries tiene un origen multifactorial. Existe un tipo de germen, llamado *Streptococcus mutans,* del que puede colonizarse el bebé a través de su madre u otro adulto con el que mantenga estrecho contacto. Dicho germen es una bacteria oral muy relacionada con la incidencia de caries.

Lo que sí se ha quedado claro es que para reducir el riesgo de caries se recomienda el cepillado al menos dos veces al día, y no ofrecerle hidratos de carbono tras este. No parece por tanto necesario que el niño deje de realizar sus tomas nocturnas. Para más información, consulta con un buen dentista infantil. Las revisiones al dentista se recomiendan desde la aparición del primer diente y cada seis meses cuando cumpla el año de vida. Igualmente conviene evitar el azúcar hasta que el pequeño cumpla los dos años.

■ Consejos prácticos

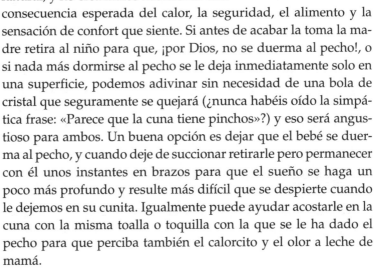

- Aprender a dormir acostada o reclinada es fundamental para las tomas nocturnas, para las tomas de la siesta o en cualquier otro momento en el que la madre quiera descansar físicamente.

- Aprovechar para dormir cuando lo haga el bebé.

- Que el bebé se duerma al pecho es algo natural, y no crea malos hábitos. Es una consecuencia esperada del calor, la seguridad, el alimento y la sensación de confort que siente. Si antes de acabar la toma la madre retira al niño para que, ¡por Dios, no se duerma al pecho!, o si nada más dormirse al pecho se le deja inmediatamente solo en una superficie, podemos adivinar sin necesidad de una bola de cristal que seguramente se quejará (¿nunca habéis oído la simpática frase: «Parece que la cuna tiene pinchos»?) y eso será angustioso para ambos. Un buena opción es dejar que el bebé se duerma al pecho, y cuando deje de succionar retirarle pero permanecer con él unos instantes en brazos para que el sueño se haga un poco más profundo y resulte más difícil que se despierte cuando le dejemos en su cunita. Igualmente puede ayudar acostarle en la cuna con la misma toalla o toquilla con la que se le ha dado el pecho para que perciba también el calorcito y el olor a leche de mamá.

- No hay que tratar de sacarle los gases a toda costa una vez que ha terminado de mamar si se ha quedado dormido. La alimentación al pecho apenas provoca eructos en el niño; si se duerme y está cómodo, ¿qué sentido tiene despertarle a base de palmadas en la espalda para sacar gases que no ha tragado? Puede servir simplemente mantenerle un poco incorporado tras la toma, acariciando suavemente su espalda.

- Conviene tener a mano en la habitación donde el bebé duerme discos absorbentes, pañales, pañuelos o una pequeña lamparita para iluminar lo suficiente durante la toma sin llegar a desvelarse por completo. Puede resultar necesario en ocasiones colocar toallas o empapadores bajo las sábanas para evitar mojar la cama con el goteo de la leche.

- Resulta útil dormir con un pijama con botones, o con una camiseta cortada para que los pechos sean fácilmente accesibles al bebé. El bebé, por su parte, si duerme en la misma cama que la madre, no necesitará más que un pañal y una camiseta.

- A veces las parejas no son tan conscientes de la presencia del bebé en la cama familiar como la propia madre, por lo que puede resultar conveniente que esta duerma al lado del bebé o que el padre se traslade a otra estancia durante un tiempo. Cualquier opción debe ser pactada y acordada por ambas partes.

PORTEO

El porteo consiste en llevar cargado encima al bebé, en contacto estrecho contra el propio cuerpo. Llevar encima al bebé ha sido siempre propio del ser humano, mucho antes de que se inventaran los carritos en el siglo XIX como muestra de distinción más que de practicidad. El porteo no es por tanto algo de reciente aparición. Pero la forma en que podemos cargar a nuestros bebés es muy variada, y existen múltiples opciones disponibles para hacerlo: fulares de tela, elásticos, bandoleras, mochilas, etc.

Y a sabiendas de esto, ¿en qué puede favorecer tanto a la madre como al bebé ir cargado? Bueno, además de favorecer el **apego** del bebé hacia su madre (o padre) y viceversa, el contacto estrecho hace que el bebé se sienta **seguro y protegido** en el hábitat que la naturaleza ha provisto para él tras su primera estancia en el útero: el pecho y vientre de su madre.

Encontrarse cerca del cuerpo de la madre le permite relajarse y mantener su temperatura, su nivel de azúcar en sangre y sus hormonas del estrés bajo control. Entre algunos otros de sus beneficios se han señalado el bienestar físico, la mejora de la calidad del sueño, el desarrollo del sistema nervioso y sensorial, una adaptación del bebé a su entorno más eficaz, menor incidencia de depresión posparto para la madre, etc.

Y ¿qué papel desempeña el porteo en el tema de la lactancia? Es fácil adivinarlo. Si el bebé se encuentra la mayor parte del tiempo cerca del cuerpo de la madre, esta será **más consciente de sus necesidades,** entre ellas la de alimentarse observando los pequeños sonidos o movimientos que indican que quiere prenderse al pecho; de hecho, simplemente con aflojar el portabebés o recolocarle en la postura adecuada el propio bebé podrá hacerlo, *self-service,* sin mucho esfuerzo. Es un recurso muy útil para llevar a cabo la lactancia a demanda en su significado pleno. Por otro lado, el contacto piel con piel con su bebé supone un fantástico estímulo para la secreción de las hormonas de la lactancia, oxitocina y prolactina, y también para el mantenimiento de la producción láctea.

Además, la posición vertical del portabebés le **permite digerir mucho mejor el alimento.** En las culturas en las que el porteo está arraigado tradicionalmente, se dan pocos o ningún caso de los famosos «cólicos» del lactante que parecen ser la epidemia del mundo neonatal en Occidente, donde los bebés permanecen la mayor parte del tiempo tumbados sobre sus espaldas en carritos o cunas.

El porteo permite al porteador tener las **manos libres** y llevar a su bebé consigo en todo momento, de modo que la sensación de no dejar de cuidar a su bebé y el respeto de su propia autonomía quedan fusionados.

Si tanto la mamá como el papá decidieran recurrir al porteo de su bebé, sería recomendable que se tuviera en consideración una serie de elementos para hacerlo **seguro** y **ergonómico** (que respete en lo posible la fisiología y la fisionomía tanto del niño como del adulto que lo acarrea). Una buena opción es contar con la ayuda de una asesora de porteo que pueda aconsejarles qué tipo de portabebés se ajusta mejor a sus necesidades, así como demostrarles los pasos a seguir para utilizarlo correctamente. No existe límite de edad o peso para portear a un niño; solo se trata de encontrar el portabebés más apropiado para cada caso concreto.

LACTANCIA DURANTE EL EMBARAZO Y LACTANCIA EN TÁNDEM

Muchas madres se encuentran amamantando a su primer hijo cuando reciben la noticia de que están de nuevo embarazadas. ¿Qué se hace en estos casos? ¿Es bueno continuar con la lactancia del mayor o es preferible destetarlo por temor a que sea *perjudicial para él o para su futuro hermanito o hermanita?*

La respuesta es sencilla. **La mamá puede seguir amamantando a su primer hijo sin problemas el tiempo que ambos deseen, durante el embarazo y una vez que haya nacido el hermano.** Al fenómeno de amamantar a dos niños de diferentes edades a la vez, sean o no hermanos, se lo conoce como «lactancia en tándem».

¿Y esta situación puede poner en riesgo al bebé que crece en el útero o su posterior desarrollo una vez nacido? Los estudios demuestran que en absoluto.

Y para la madre el hecho de dar de mamar durante el embarazo ¿puede suponer una sobrecarga energética nociva para su salud? Existen estudios que muestran que para la mamá la lactancia durante el embarazo no comporta un mayor riesgo de anemia o de escasa ganancia de peso puesto que la producción de leche también disminuye hacia el tercer o cuarto mes.

Teóricamente, puede pensarse que dado que con la succión del pecho se libera oxitocina, esta podría tener el efecto de producir contracciones indeseables en la madre gestante. Pero se ha comprobado que esto no es así porque la oxitocina se libera solo al principio de la toma y por otro lado permanece en la sangre muy pocos minutos. Se ha comprobado que más de la mitad de las mujeres que amamantan estando embarazadas experimentan contracciones que cesan al poco de soltar el lactante el pecho.

La única contraindicación para la llamada lactancia en tándem sería aquel hipotético caso en que la mamá haya sufrido una amenaza de aborto o de parto prematuro en su embarazo actual. Si no es tu caso, dar el pecho mientras esperas a tu nuevo bebé no debería suponer ningún problema.

Las madres que practican la lactancia en tándem aseguran que entre sus aspectos positivos destacan una mejor adaptación de los hermanos mayores a la llegada del bebé y la creación de un vínculo especial entre ellos, con menores episodios de celos, o más suaves. Además, la lactancia en tándem suele ocasionar una amenorrea (falta de menstruación) más duradera en la madre, lo que le permite recuperarse mejor tras el embarazo, el parto o la cesárea.

En ocasiones la mamá sufre una hipersensibilidad en los pezones con la succión de su hijo mayor con la nueva gestación, lo que le conduce al deseo de destetarlo. Es normal, además, que aparecezcan sentimientos contradictorios en la madre que amamanta en tándem, sensaciones de presión por un posible aumento al principio de las demandas del hermano mayor, así como rencor o resentimiento hacia sus hijos mayores, una situación conocida como «agitación del amamantamiento». Si estos sentimientos aparecieran, pueden interpretarse como un síntoma de la necesidad de la madre de proteger el vínculo que se está desarrollando hacia su nueva criatura, y puede plantearse el destete. De hecho, se ha comprobado que de forma sorprendente las madres experimentan el reflejo de eyección y los entuertos cuando es el recién nacido, y no el hijo mayor, el que succiona del pecho. No obstante, es normal que dichos sentimientos negativos o confusos también se den de forma similar en aquellas madres que no amamantan a sus hijos.

Otra cosa que puede pasar es que sea el propio niño lactante el que decida destetarse por el cambio en el sabor de la leche antes del parto. Como hemos mencionado anteriormente, la leche va variando su composición para fabricar el calostro que nutrirá al nuevo bebé al nacer (no está claro todavía en qué momento exacto sucede esto, pero la investigación tiende a situarlo unos días o un par de semanas previas al nacimiento).

La principal causa por la que el hijo mayor puede destetarse es, como comentamos anteriormente, por el notable descenso en la producción de leche a causa de las hormonas del embarazo, hacia el tercer o cuarto mes. Tanto en una circunstancia como en las otras, es importante que el destete (si así lo desea alguno de los dos) se produzca de la forma más suave y gradual posible, y desterrando falsas ideas de culpabilidad (véase el capítulo 19).

Por otro lado, hay otros niños mayores que no solo no se destetan, sino que continúan mamando junto con el hermanito pequeño. Cabe decir que esta situación se puede mantener si toda la familia se siente cómoda y que, por supuesto, el bebé más pequeño debe tener prioridad. Al principio la mamá puede notar que su hijo mayor mama tanto o más que el pequeño, con lo que poco a poco se verá obligada a establecer unos límites y unos horarios a esta nueva exigencia del hermanito mayor.

Un aspecto muy positivo de la lactancia en tándem es que aunque la subida de la leche se produce de nuevo con el segundo posparto, esta suele ser más suave y rápida, y la ingurgitación se resuelve con más sencillez si en lugar de un niño se tiene a dos drenando el pecho. Además, se ha observado que los recién nacidos que maman en tándem pierden menos peso al nacer y lo recuperan más rápidamente. Si lo pensamos, dado que hay doble estímulo, existe leche suficiente para ambos, y por eso es menos habitual encontrar en el nuevo bebé las famosas «crisis de lactancia».

La idea del posible contagio de los virus o de los microbios entre los hermanos no debe ser un problema, puesto que este traspaso de gérmenes del mayor al pequeño se producirá de forma natural independientemente de la forma de alimentación empleada: a través de los besos, las caricias, etc.; no es pues necesario lavar ni desinfectar el pecho entre uno y otro. Al contrario: recordemos que el pecho tiene la fantástica propiedad de fabricar anticuerpos para aquellos microbios que aparecen en el día a día, de modo que el hecho de que el mayor mame no solo le protege a él, sino también al pequeño de los posibles patógenos de los que el mayor sea portador.

El temor de que dar de mamar al mayor puede ocasionarle problemas como diarreas no debe suponer un inconveniente. Si bien es cierto que el calostro puede ocasionar alguna diarrea leve en el hermano mayor por su efecto laxante natural, esta suele desaparecer a los pocos días del parto. Recordemos que el calostro es muy rico en defensas, de las que el hermano mayor puede beneficiarse nuevamente.

Algunos otros niños que decidieron destetarse durante el embarazo, al ver mamar a su hermanito, optan por probar a dar un chupito de vez en cuando, pero más como respuesta a la necesidad de afecto de su madre. ¡Sea el motivo que sea, ese chupito seguirá aportando muchas defensas y cariño también al mayor!

¿LACTANCIA PROLOGANDA?

Una pregunta muy repetida entre las madres y la sociedad en general es la siguiente: ¿hasta cuándo *debería* durar una lactancia?

Según la Organización Mundial de la Salud, la lactancia materna debería establecerse desde el nacimiento hasta los seis meses de forma exclusiva y, a partir de entonces, ser complementada con alimentos sanos y nutritivos hasta al menos los dos años de edad. Pero ¿existe un tiempo considerado *normal* de tope para una lactancia?

El límite de la lactancia obedece a múltiples factores, entre ellos sociohistóricos y culturales, como el brote de los dientes, el comienzo del lenguaje o la deambulación, la reincorporación al trabajo o la escolarización. Así, dependiendo de en qué época y en qué lugar nos encontremos, podremos ver cómo a lo largo de la historia y en distintos grupos humanos las lactancias han tenido duraciones diferentes.

Se sabe que desde la Prehistoria hasta el último siglo el tiempo de lactancia se establecía entre los 18 meses y los tres años de vida, y que la introducción de alimentos (leche de vaca, de cabra o maíz) variaba según la cultura entre los seis y 24 meses. No obstante, existen otros pueblos en el mundo cuya lactancia es todavía más larga, como en el caso de ciertos pueblos hawaianos, en los que tiene una duración de cinco años, o de pueblos esquimales, en los que es normal que la lactancia se alargue hasta los siete años de edad.

Por su parte, la etología, centrada en el estudio de las conductas biológicas de los animales, y tomando como referencia a los primates no humanos, sitúa en sus estudios, y siguiendo una serie de parámetros (como el período que dura la gestación, el momento en que aparece el primer molar definitivo o la comparación de un individuo joven con uno adulto), la posible duración «natural» de la lactancia materna en niños humanos entre los dos años y medio y los siete.

A día de hoy, son muchas las madres que deciden amamantar a sus hijos más allá de los dos años, y que desafortunadamente encuentran un fuerte rechazo por parte de familia, amigos o de los propios profesionales, convencidos de que continuar amamantando a un niño que habla, camina y come otros alimentos no es otra cosa que *vicio* o *dependencia enfermiza* del niño hacia su madre. Ante este escenario, muchas madres se ven obligadas a destetar a sus hijos sin desearlo verdaderamente o a continuar amamantándoles a escondidas o sin decírselo a los demás.

¿Qué dice la ciencia al respecto de la lactancia prolongada?

No existe ningún motivo para asegurar que la lactancia más allá del año o de los dos años sea perjudicial, ni para la madre ni para el lactante. Más bien al contrario, se entiende que los beneficios de la lactancia podrían precisamente mantenerse en el tiempo, por ejemplo, hasta el afianzamiento del sistema inmunológico del niño, hecho que ocurre entre los dos años y los seis años de vida, y manifestarse en prevenir la obesidad infantil y problemas cardio-vasculares cuando estos niños sean adultos. Para la madre, se ha demostrado que la duración de la lactancia materna es inversamen-te proporcional al desarrollo de ciertas enfermedades; es decir, que cuanto más largas sean las lactancias de las mujeres, más proba-bilidades tienen de evitar ciertos problemas de salud en el futuro, como el cáncer de mama, la osteoporosis y la artritis reumatoide.

En cuanto al desarrollo psicológico y social del pequeño, también existe una relación entre el tiempo de lactancia materna y el desarrollo cognitivo, la capacidad motora, el uso del lenguaje y la agudeza visual. Sin embargo, no se ha logrado probar una asociación entre lactancia materna prolongada y desajustes sociales. Un estudio reciente demos-tró que la lactancia materna se asocia con mayor coeficiente intelectual, mayores años de escolarización y mayor nivel de ingresos de adultos, sobre todo entre aquellos que tomaron leche materna durante más de 12 meses.

¿Y eso de que pasados los primeros meses de vida del bebé la leche ya no alimenta? Falso completamente, puesto que la leche materna más allá del año sigue aportando el 33 % de las calorías, y si el niño está en-fermo, incluso más.

La madre que desee amamantar más allá del año o de los dos años de vida debe estar preparada para recibir críticas y rechazo sin funda-mento, por lo que sería beneficioso que encontrase el máximo apoyo posible por parte de su pareja, familia y, sobre todo, grupos de lactancia y de crianza donde pueda sentirse comprendida y arropada. Es funda-mental que estas mamás sean fieles a sus deseos y los de sus hijos, y que desarrollen respuestas lo más asertivas posibles a los comentarios nega-tivos que posiblemente reciban, pues desgraciadamente la sociedad ac-tual en la que vivimos parece primar más los valores de individualismo e independencia.

RECUERDA

- El sueño del bebé se va modificando a lo largo de los meses de vida, y es normal que se produzcan despertares frecuentes por la noche durante los cuales las tomas desempeñan un importante papel para el mantenimiento de la lactancia.
- El colecho es una práctica que puede reportar placenteros beneficios tanto a la madre como al bebé, pero debe practicarse teniendo en cuenta una serie de recomendaciones de seguridad.
- El lugar donde duerman los hijos debe cuadrar con los deseos de los padres y de lo que ellos consideren que se ajusta más a su estilo de crianza, teniendo en cuenta que se recomienda que hasta los seis meses al menos se comparta la misma habitación para dormir con los padres.
- El porteo, aparte de contar con múltiples beneficios tanto para la madre como para el niño porteado, propicia la secreción de las hormonas de la lactancia por el contacto constante piel con piel, y además facilita el amamantamiento a demanda.
- La lactancia durante el embarazo y en tándem no supone riesgo para la madre, el bebé intraútero o el hermanito mayor; al contrario, se le han atribuido muchos beneficios.
- La decisión de continuar amamantando durante el embarazo y tras el parto del siguiente hijo debe corresponder a la madre, pero también necesita un buen apoyo por parte de su entorno social.
- La lactancia materna no tiene una fecha tope, pues desde siempre ha dependido de factores culturales y sociales.
- La lactancia más allá de los dos años ha demostrado seguir reportando beneficios para la madre y el lactante, al contrario de lo que las creencias populares advierten.
- Las mamás que amamantan durante más tiempo del considerado «normal» deben contar con el apoyo adecuado para no verse obligadas a destetar si no es ese su verdadero deseo.

15

EL PASO DE LAS SUSTANCIAS A LA LECHE

Con mucha frecuencia las madres que dan el pecho a sus hijos se plantean dudas acerca de la cantidad de sustancias que le llegan al bebé a través de su leche, si estas son compatibles o no con la lactancia, qué posibles efectos secundarios pueden tener, etc.

Hace unos años la falta de estudios suficientes, el desconocimiento de los profesionales y el temor de las madres de perjudicar a sus hijos llevaron al destete a muchas mujeres, la gran mayoría de las veces de forma injustificada. Afortunadamente, a día de hoy contamos con mucha información contrastada que nos hace más sencilla esta tarea de discernir aquello que puede resultar perjudicial de lo que no en cuanto a su paso a la leche materna y sus efectos sobre el bebé.

A continuación se expone una serie de apartados con los productos más habituales de consumo humano y su relación con la leche materna.

LACTANCIA Y CAFEÍNA

La cafeína, sustancia estimulante presente en el café, el chocolate, el té, el mate, los refrescos o ciertos medicamentos, puede producir irritabilidad o insomnio en el bebé a grandes dosis (más de 300 mg/día, o el equivalente a más de tres tazas de café al día), aunque se han descrito casos de bebés que con menos dosis ya mostraban signos de irritabilidad. Por tanto, su consumo debe estar regulado por la propia madre en función de los efectos que observe en su bebé en particular.

LACTANCIA Y TABACO

Sobra decir que el tabaco es perjudicial para todo el mundo. En el caso de la lactancia, las dosis altas de nicotina podrían suponer una disminución de la producción láctea por inhibir su principal hormona, la prolactina. También se ha observado que los bebés cuyas madres han fumado antes de una toma duermen menos. No obstante, para el lactante el verdadero problema no se encuentra tanto en las pequeñas cantidades tóxicas del propio cigarrillo que puedan pasar a la leche, sino más bien en el **humo del tabaco.** Es este último el que incrementa el riesgo de infecciones respiratorias y otros problemas. Esta situación se agrava todavía más cuando el niño toma sucedáneos en lugar de leche materna. Se ha comprobado que la **lactancia materna actúa como factor protector en el caso de hijos de madres fumadoras.** Pero claro, esto no quiere decir que se aconseje fumar a las madres que dan el pecho, sino que, en caso de hacerlo, la lactancia materna siempre va a ser más beneficiosa para el niño que los biberones, y que por tanto la prohibición de fumar cuando se amamanta no tendría fundamento. La peor ecuación en la salud del niño es la suma de tabaco + lactancia artificial.

Ahora bien, en caso de madres fumadoras, estas deberían proponerse reducir el consumo de cigarrillos o, por lo menos, evitar fumar dentro de la casa y sobre todo en las habitaciones donde se encuentre el pequeño. Las opciones serían retrasar el consumo de tabaco hasta después de la toma y esperar al menos un par de horas desde el último cigarrillo hasta la nueva puesta al pecho. Sería recomendable también utilizar una vestimenta específica para los momentos en que se fume (una «chaqueta para fumar») y así evitar en lo posible que las sustancias volátiles del tabaco queden impregnadas en la ropa de la madre cuando coja al niño.

No se debería fumar ni en el coche ni inmediatamente antes de una toma, ni tampoco practicar el colecho si se fuma, y estos criterios son aplicables también en el caso de que el fumador sea el padre (véase el capítulo 14).

LACTANCIA Y ALCOHOL

El alcohol es una sustancia que se absorbe rápidamente y se encuentra presente en la misma proporción tanto en la sangre de la madre como en la leche.

Se ha observado que la ingesta de alcohol provoca una disminución de la producción de leche en las horas siguientes, es decir, a corto plazo, que podría compensarse si el bebé mamase más durante el resto del día.

El consumo crónico de alcohol se relaciona con una inhibición de la producción de leche, así como con sedación y retraso en el crecimiento psicomotor y ponderal del lactante. Por su parte, el consumo agudo excesivo puede dar lugar a coma y convulsiones en el bebé.

¿Quiere esto decir que las mamás que estén dando el pecho no podrán nunca tomar una cerveza o una copa? En realidad, lo que se aconseja para aquellas madres que den el pecho es un **consumo ocasional y moderado.** En el caso de las mujeres embarazadas, sí que existe un posicionamiento profesional colectivo que rechaza cualquier consumo de alcohol por poner en alto riesgo la salud del feto.

En el caso de los niños lactantes, todavía no se ha establecido una cifra segura o no dañina de alcohol en la leche materna. Las corrientes más prudentes aconsejan que el contenido de alcohol que llegue al bebé a través de la leche materna sea el mínimo, es decir, cero. Para ello, y para conseguir que no quede ni gota de alcohol en la leche, habría que esperar una serie de horas en función del peso de la madre y de la cantidad de alcohol ingerido. Existen tablas que ayudan a las madres a saber cuántas horas esperar en función de estos datos.

Como norma general, **conviene esperar unas tres horas tras la ingesta de alcohol para dar el pecho** (si queremos esperar a expulsar por completo el contenido en alcohol de nuestra sangre).

Cabe mencionar que el vaciado de los pechos tampoco acelera la eliminación del alcohol. Al contrario que la orina, que sí acumula sustancias en el riñón, el alcohol no se acumula en el tejido mamario, sino que se va renovando constantemente a través del torrente sanguíneo de la madre. Esto quiere decir que si por ejemplo la madre quiere esperar tres horas para eliminar completamente el alcohol de su organismo, el vaciamiento de las mamas no acelerará el proceso, aunque sí que puede mejorar las molestias de unos pechos hinchados. Tampoco se recomienda realizar colecho tras la ingesta de alcohol, pues puede disminuir los sentidos de los padres y dificultar su capacidad para atender a las señales de llamada del bebé.

Una opción factible sería dar el pecho al bebé justo antes de consumir la copa, así como tener preparada leche extraída previamente por si fuera necesario darle una (o varias) tomas de esa manera.

En el caso de la cerveza 0,0 % o la cerveza sin (con menos de un 1 % de alcohol), se ha constatado que sí son compatibles con la lactancia.

Para finalizar, es necesario recordar que no se ha demostrado que la cerveza (con alcohol o sin él) aumente la producción de leche.

¡Lo que aumenta la producción de leche es una succión frecuente y eficaz del pecho!

LACTANCIA Y MEDICAMENTOS

Para las madres lactantes, es una fuente de preocupación bastante frecuente tomar alguna medicina o medicamento, principalmente por la reminiscencia del embarazo, en el que la norma general es «tratar de evitar en lo posible la toma de medicamentos». Durante la lactancia, esta restricción tan taxativa se suaviza mucho, pues la metabolización de los fármacos y el paso a la leche materna dependen de muchos factores que hacen que, en general, llegue un mínimo contenido a la leche materna y que dicha dosis sea inocua para el bebé.

En general, la información que viene redactada en los prospectos de los medicamentos, o en el Vademécum, no está detallada y se ofrecen respuestas inconsistentes en apartados donde se mezcla el «embarazo y la lactancia», cuando las circunstancias son distintas (la capacidad teratógena o de causar daños al feto durante el embarazo no se corresponde con el efecto secundario que pueda aparecer en el niño lactante).

Lo que está claro es que si la madre necesita tomar un medicamento recetado por su médico, y no lo hace por temor, o reduce la dosis o la frecuencia por voluntad propia, puede estar poniendo en riesgo su propia salud y la de su bebé de forma indirecta. Tan poco satisfactorio es eso como caer en el «destete» injustificado por comenzar a tomar medicamentos que sí que son compatibles con la lactancia.

Es decir, que se debe desterrar el miedo de que los medicamentos en general suponen el destete del bebé. Tomar a medias un medicamento por miedo tampoco tendría sentido. Lo mejor es buscar información fiable y actualizada sobre la compatibilidad del medicamento concreto con la leche materna, y afortunadamente a día de hoy contamos con esa herramienta al alcance de un «clic».

Existe una plataforma en Internet donde tanto las madres como los profesionales pueden acudir para consultar la compatibilidad de los medicamentos y otras sustancias con la lactancia materna; se trata de un buscador perteneciente a la Asociación para la Promoción e Investigación científica y cultural de la Lactancia Materna (APILAM), que supone una valiosa herramienta fundada por el pediatra José María Paricio Talayero, miembro del Comité de Lactancia Materna de la Asociación Española de Pediatría durante más de una década. Dicho recurso cuenta con una vasta información actualizada muy sencilla de consultar: **www.e-lactancia.org.**

En ella no solo aparece una base de datos de los medicamentos, sino también es posible consultar otras sustancias o factores de posible riesgo, como fitoterapia, procedimientos diagnósticos, cosméticos, contaminantes, enfermedades maternas... Se clasifican en función de su nivel de riesgo en: muy bajo, bajo, alto y muy alto, y se ofrecen alternativas. Además, es posible contactar directamente con los pediatras que la llevan para formular una consulta más personal y elaborada exponiendo nuestro caso concreto.

Otra excelente página web que se puede consultar es LactMed, una base de datos perteneciente a la Biblioteca Nacional de Medicina de Estados Unidos y que contiene información sobre qué dosis de medicamento pasa a la leche y los posibles efectos secundarios en el lactante y qué medicamentos alternativos existen para el mismo tratamiento, todo esto basado en revisiones de estudios científicos: **https://toxnet.nlm. nih.gov/newtoxnet/lactmed.htm.**

Este portal puede resultar algo más denso y complejo de entender que el anterior, aparte de que solo se encuentra disponible en inglés.

LACTANCIA Y DROGAS

En general, las drogas psicotrópicas, además de los riesgos directos sobre la salud y la vida de la mamá y del niño amamantado, producen alteración de la conducta en la madre y por tanto incapacidad para cuidar de su hijo adecuadamente.

— Anfetamina: se absorbe siete veces más en la leche que en la sangre de la madre, produciendo efectos como taquicardia e irritabilidad en el bebé.

— Cannabis: produce sedación y retraso psicomotor al año de vida en el bebé, aparte de limitar la capacidad de cuidado de la madre hacia su hijo.

— Cocaína: produce irritabilidad, tremulaciones, vómitos, hipertensión arterial y taquicardia en el niño. Es sobre todo muy peligrosa si se aplica directamente sobre el pezón con fines anestésicos, pues puede provocar convulsiones, letargia y coma en el bebé; igualmente peligrosa es la inhalación pasiva a través del humo de cocaína (crack).

— Heroína: se excreta en más del doble en leche materna que en sangre materna, cantidad suficiente para provocar la adicción del lactante. La metadona, en cambio, en dosis inferiores a 20 mg al día resulta compatible con la lactancia.

— Fenciclina y LSD: potentes alucinógenos muy perjudiciales para el lactante, puesto que se absorben hasta diez veces más que en la sangre materna.

LACTANCIA Y CONTAMINANTES AMBIENTALES

Por desgracia, todos vivimos en un mundo cada vez más contaminado. Existen contaminantes que pasan a la leche materna y que son medibles en ella al tratarse de compuestos liposolubles (acumulables en la grasa). En este punto, cabría preguntarse si la leche artificial sería más saludable para nuestros hijos por contener menos contaminantes. La respuesta es un rotundo ¡no! Las fórmulas infantiles contienen igualmente trazas de sustancias químicas, y se ha descrito presencia de tóxicos y contaminantes químicos también debido a su proceso de fabricación, producción, distribución y consumo.

Un aspecto alentador en este sentido es que se ha estudiado que los efectos sobre la salud infantil de los contaminantes químicos tienen más que ver con la etapa prenatal que con la lactancia. Otro punto a favor es que la leche materna contiene factores que contrarrestan los efectos de la exposición a esos contaminantes durante el embarazo.

Ante todo, ¡tranquilidad!, porque según la Organización Mundial de la Salud (OMS) los beneficios atribuibles a la lactancia materna superan con creces los de otras formas de alimentación, pues en muchos casos la leche de la madre contiene niveles de contaminación más bajos que la de vaca u otros alimentos.

¿Se puede hacer algo entonces para disminuir en lo posible la contaminación de la leche por factores ambientales?

La Asociación Española de Pediatría recomienda:

- Aumentar el consumo de alimentos frescos, sobre todo vegetales, y evitar los productos a base de carne roja picada y sobrante (salchicha, *hot dogs,* etc.).

- Lavar muy bien los productos vegetales antes de su consumo para eliminar los residuos de pesticidas.

- Consumir en lo posible alimentos ecológicos certificados.

- Evitar el consumo de grandes depredadores marinos, como pez espada, atún rojo, lucio o tiburón, porque acumulan gran cantidad de mercurio.

- Evitar la pérdida exagerada de peso tras el parto y durante la lactancia, pues este fenómeno supone una rápida movilización de los contaminantes acumulados en el tejido graso a la leche.

- Sustituir en lo posible el uso de plásticos con sustancias nocivas, como los ftalatos o el bisfenol A, por otros exentos de ellos, empleando envases de vidrio o cerámica para alimentos, biberones, tetinas y vajillas infantiles. Otra medida que podría reducir la exposición a estos contaminantes sería evitar introducir los plásticos en el microondas o en el lavavajillas, no envolver los alimentos en envases de plástico, así como reducir el consumo de los alimentos en lata.

- No utilizar pinturas con base de plomo ni otros productos de uso habitual ricos en contaminantes, como lacas de pelo, esmaltes de uñas, vapores de gasolina, etc.

- En el medio laboral, las madres expuestas pueden amamantar bajo el cumplimiento de controles que respeten los Valores Límite Umbral o Ambiental. Además en España una madre lactante trabajadora tiene derecho a solicitar una adecuación de su puesto o a ocupar otro dentro de la misma empresa si se ve expuesta a determinados contaminantes ambientales y radiaciones ionizantes (véase capítulo 17).

- Otras medidas generales: evitar la exposición activa o pasiva al tabaco y al alcohol.

LACTANCIA Y HIERBAS (INFUSIONES)

El problema de las infusiones radica en la falta de un estándar acerca de las dosis de las plantas. Además se desconoce el efecto sobre el lactante de muchas de ellas, lo que, unido a la variabilidad de nombres para designar a un mismo producto, puede generar confusión y toxicidad por error.

De hecho existen los conocidos popularmente como «galactogogos», de los que no solo no se ha podido demostrar científicamente su capacidad para aumentar la producción de leche en la madre sino que incluso pueden ejercer exactamente el efecto contrario: disminuir la producción de leche, al margen de que resultan peligrosos por su toxicidad, como por ejemplo el anís estrellado (retirado del mercado en el año 2000), el hinojo, la cimífuga, el regaliz o la zarzaparrilla.

En general, sería bueno desterrar la idea equivocada de que las infusiones, por ser «naturales», están exentas de riesgos, pues muchas de ellas contienen principios farmacológicamente activos cuyo efecto debe valorarse previamente a su consumo para determinar su seguridad.

Como medida preventiva se aconseja un consumo moderado de infusiones.

LACTANCIA Y HOMEOPATÍA

La homeopatía consiste en el tratamiento de afecciones por medio de dosis ínfimas de productos homeopáticos, los cuales se encuentran muy diluidos, y se rige por el efecto placebo.

A día de hoy, no ha podido demostrarse su evidencia científica. Se sabe que no tiene *a priori* efectos nocivos para los lactantes, pero tampoco se ha confirmado que mejore ninguna alteración en el embarazo, el parto o la lactancia. Lo que sí que se ha documentado han sido intoxicaciones o alergias por errores en la dilución o confusión con productos que no son homeopáticos.

LACTANCIA Y PRUEBAS DE IMAGEN

Se ha señalado la compatibilidad con la lactancia de ciertas pruebas, como ecografías, radiografías, mamografía y resonancias, tanto con contraste como sin él (los contrastes yodados no se absorben al tratarse de productos inertes).

No obstante, en el caso de empleo de **isótopos radiactivos** sí se debe mantener una precaución con la lactancia materna; dependiendo del isótopo empleado y de la dosis, puede ser necesario establecer una pausa en el amamantamiento hasta su expulsión completa del organismo, lo que supondrá unas horas o días de duración. En estos casos, lo recomendable sería contar con reservas de leche previamente extraídas y conservadas para alimentar al bebé, así como continuar sacándose leche para no frenar la producción láctea. La leche extraída tras la prueba puede congelarse y utilizarse tras un período de espera de seguridad determinado por la vida media del producto radiactivo empleado.

RECUERDA

- La leche materna, aun con presencia de ciertos contaminantes por la exposición ambiental, sigue siendo mejor para la salud del bebé que las fórmulas artificiales, igual o más contaminadas.

- Se recomienda evitar el consumo de tabaco, alcohol y drogas psicotrópicas por sus potenciales riesgos para la salud de la madre y el niño.

- Muchos medicamentos son necesarios para la madre durante un proceso de salud/enfermedad y no resultan perjudiciales para el niño por su ínfimo paso a la leche. Para estar más tranquilos al respecto, sería conveniente consultar con el médico, así como con fuentes complementarias de información fiables y contrastadas, antes de iniciar el tratamiento y, por supuesto, antes de una decisión tan seria como la de destetar.

16
EXTRACCIÓN Y CONSERVACIÓN DE LA LECHE

La extracción de leche no tiene por qué ser tarea fácil. Por ello, es un proceso que requiere conocimiento y entrenamiento y conocer algunas cuestiones que deben ser aclaradas previamente.

Los motivos que llevan a extraerse la leche pueden ser muy variados (para suplementar puntualmente, completar, tener una reserva en casa, donar...), ya que la necesidad de vaciar los pechos depende de cada madre e hijo y sus circunstancias.

Lo más natural y deseable es que la madre amamante directamente a su hijo. Pero en ocasiones el amamantamiento es complicado por dificultades en el niño o porque madre e hijo están separados; aun así, la madre puede y «debe» extraer su leche para mantener su producción.

La extracción de la leche se puede hacer mediante dos métodos: manual o con sacaleches. Independientemente de la técnica que vayamos a utilizar, deberíamos tener en cuenta unos conceptos antes de empezar.

Lo primero que deberíamos hacer es lavarnos las manos, y solo las manos, ya que no es necesario ni recomendable lavarse los pezones ni las areolas en cada extracción; ¡con la ducha diaria basta! Recordemos que el drenado de las glándulas de Montgomery hidrata el pezón. Además, buscar un lugar tranquilo y privado donde estés cómoda es esencial para la liberación de oxitocina. Escuchar música suave, ver la televisión o una foto de tu bebé si estáis separados ayuda bastante. Acuérdate de que la lactancia da mucha sed, así que ten siempre algo a mano para beber.

A continuación, lo que debemos hacer es «preparar» el pecho, y lo haremos realizando unos masajes firmes y circulares de la periferia al pezón y posteriormente aplicando unas pequeñas sacudidas.

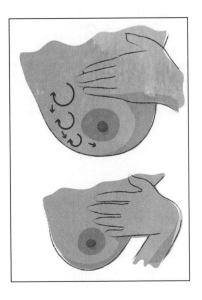

Ahora es el momento de sacarse la leche. Y os preguntaréis qué método es el mejor para vosotras. Pues hay que conocer las circunstancias de cada persona. La extracción manual puede ser muy útil y todas las mujeres deberíamos conocerla correctamente para realizarla, al margen de que tengamos o no sacaleches. Por ejemplo, en los primeros días en los que la producción de leche es apenas de unas gotas, o en un momento puntual en el que se tiene la necesidad de «descargar» y no hay un sacaleches a mano, esta técnica es la más adecuada.

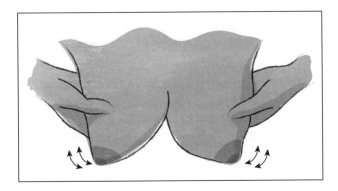

Para realizar la técnica manual, ponemos el pulgar y el índice formando una C unos 3 ó 4 cm por detrás del pezón. En esta posición, empujamos los dedos hacia atrás (hacia las costillas) sin separarlos; por último, rodamos los dedos y el pulgar hacia el pezón (rodamos y no deslizamos, ya que podríamos irritar la piel). Repetimos rítmicamente para vaciar los depósitos y rotamos la posición de los dedos para vaciar otras partes del pecho. Luego haríamos lo mismo con el otro. El procedimiento completo debe durar entre 20-30 minutos.

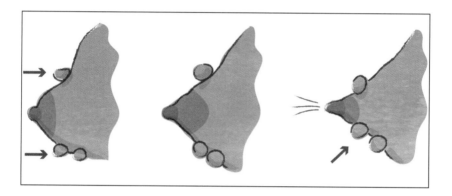

En caso de que utilicemos un sacaleches, conviene saber que en el mercado existen varios tipos: por un lado, están los manuales, en los que debemos manipular una jeringa o una palanca para hacer el vacío cada vez. Son más baratos y fáciles de transportar y no precisan ningún tipo de energía. Por otro lado, los eléctricos suelen ser más rápidos y requieren menos participación activa de la madre. Hay modelos incluso que tienen doble copa para extraer de los dos pechos a la vez. Para elegir un extractor, debemos analizar nuestras necesidades y su utilidad a corto y largo plazos.

Lo que llamamos copa es esa especie de «embudo» que está en contacto con el pecho. Pues bien, el diámetro de esta debe coincidir con el del pezón en erección o ser 2 mm más ancho si está en reposo. Debe colocarse sobre el pecho realizando un buen sellado para asegurarnos una buena aspiración. Cuando utilizamos un sacaleches, lo que debemos imitar al máximo posible son las succiones del bebé, por lo que las primeras deben ser rápidas y con poca intensidad (unos dos minutos o hasta que empiece a salir leche) para pasar a continuación a enlentecer el ritmo aumentando el nivel de aspiración hasta completar 10 minutos en cada pecho. Y no más, ya que podría ser contraproducente. No te asustes si el primer día no sale nada o apenas unas gotas. No pienses que tu bebé saca lo mismo; al contrario, el trabajo y la estimulación que hace tu hijo en el pecho son mayores que los que realiza este instrumento.

Tras la utilización del sacaleches, sus piezas deben lavarse con agua y jabón, enjuagando y secando muy bien después. Incluso se podrían introducir en el lavavajillas.

Una vez vista la técnica, te preguntarás: ¿cada cuánto me saco? Pues dependerá de si tu hijo está mamando, si la extracción es aislada (en una toma puntual) o continua (en todas), si se necesita su conservación por una separación futura... Lo ideal para obtener más leche es hacerlo los días iniciales (cuando se produce de sobra), extraerla del otro pecho mientras el bebé mama de uno, durante unos minutos tras las tomas o por la mañana. Si se realizan extracciones de noche, debes intentar descansar al menos tres o cuatro horas entre extracción y extracción.

Y una vez extraída la leche, llegamos al último paso, su almacenamiento y conservación. La leche debe guardarse en recipientes rígidos y cerrados para evitar la oxidación y convenientemente etiquetados con la fecha y la hora de extracción. Estos recipientes pueden ser de cristal (biberones, recipientes de conservas lavados previamente...) o de plástico. Pero siempre teniendo en cuenta que no deben ser recipientes de gran tamaño (unos 60 ml) para ir utilizándolos poco a poco y que no hay que llenarlos hasta el borde porque al congelarse el líquido se expande.

Aunque la leche aguanta hasta 6-10 horas fuera de la nevera a temperatura ambiente, lo ideal es que, si no vamos a utilizarla inmediatamente, la introduzcamos en la nevera. Aquí puede aguantar hasta seis días; pero si tu idea es congelarla, mejor hacerlo en los dos primeros. Congelada dura hasta seis meses (dependiendo del tipo de congelador).

Para descongelarla, el consejo es ponerla al baño María (introduciendo el bote de leche en otro recipiente con agua ya calentada y retirada del fuego) o bajo el grifo del agua caliente. El uso del microondas es un poco controvertido, ya que si leéis en otras fuentes os dirán que no introduzcáis la leche materna en él. Pues bien, el riesgo de utilizar el microondas no reside en la pérdida de propiedades, ya que se ha demostrado que hasta los 77 °C no se inactivan las inmunoglobulinas, sino en el peligro de quemaduras porque este aparato calienta más el producto por el centro que por la periferia y provoca en el niño alguna lesión en la boca. Así que si mezclamos bien y tenemos cuidado de comprobar la temperatura antes de darle de comer, el microondas podría ser más rápido y práctico. Tampoco hay que calentarla mucho, basta con entibiarla: ¡como sale de la tetita de mamá! Y, una vez descongelada, hay que desechar la que no se utilice porque, tras haberla calentado, hay mayor riesgo de sobrecrecimiento bacteriano.

Por último, podemos dársela de muchas formas. Si se va a hacer en las primeras semanas, puedes utilizar una cuchara, un vaso o el dedo-jeringa para evitar la confusión pezón-jeringa. Pero si el bebé ya tiene meses, el biberón es más práctico, aunque no olvides evitar que la leche salga a chorro de este.

¡ESTO ES LA LECHE! ¿CÓMO SE LA DOY?

Cuando no conseguimos un buen enganche, estamos separados de nuestro hijo durante un tiempo o no logramos a través del pecho la suficiente leche, debemos alimentar a nuestro hijo por otros medios; pero el biberón no es ni mucho menos la mejor opción ni la más beneficiosa, en un principio, ya que el bebé puede caer en lo que denominamos «confusión tetina-pezón».

El problema del biberón, o, mejor dicho, su tetina, es que la forma de enganche es muy diferente de la del pecho. Además, la salida de leche de la mama es mucho más sencilla, por lo que el niño no tiene que hacer ningún esfuerzo para extraerla.

Para que podamos dar nuestra propia leche o leche artificial a nuestro bebé sin que este proceso interfiera con el enganche posterior al pecho, lo mejor es optar por una jeringa, una cuchara o un vasito.

En el caso de la **jeringa,** con el niño un poco incorporado, introduciríamos uno de nuestros dedos (el que por tamaño sea más parecido a nuestro pezón) hasta el final del paladar con la yema hacia arriba. Cuando el niño succionara del dedo, por la comisura de su boca introduciríamos con la jeringa unas gotas de leche. Si el niño succionara con energía, no haría falta que nosotros empujáramos el émbolo porque él solito lo haría.

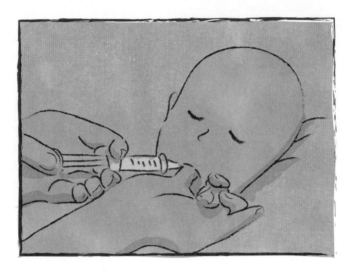

La **cuchara** es otra buena opción: poco a poco y gota a gota, el niño sacaría la lengua e iría tomando la leche. Claro que esta técnica es una buena y sencilla opción para cantidades pequeñas, pero… ¿y si nuestro hijo tiene ya meses y necesitamos darle más cantidad de leche? Pues opta por el **vasito,** que será más rápido. Tan solo ponle en posición vertical y ve inclinando el vaso. Él sacará la lengua e irá bebiendo.

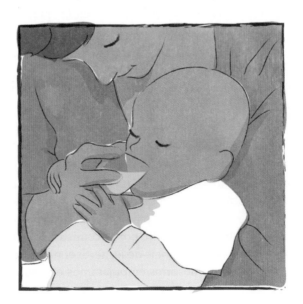

¿QUÉ ES ESO DEL SUPLEMENTADOR?

Los **suplementadores** no son otra cosa que un recipiente que contiene leche (materna o artificial) que llega a la boca del bebé a través de una sonda pegada o adherida al pezón; se busca que el bebé practique el enganche al pecho a la vez que recibe alimento a través de la sonda. Es una técnica muy útil si el niño logra engancharse pero no hay suficiente producción de leche, ya que con ella estamos provocando la estimulación en el pecho de la madre a la vez que el bebé se está alimentando de leche materna o leche artificial. Hay marcas que ya venden estos suplementadores, pero puedes fabricarte uno con un recipiente y una sonda que llegue hasta el pezón.

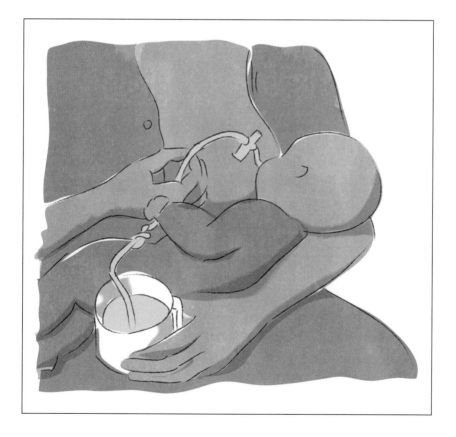

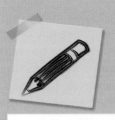

RECUERDA

- La extracción manual puede ser muy útil en los primeros días ya que la producción de calostro es apenas de unas gotas.

- Utiliza para conservarla recipientes rígidos y cerrados (de cristal o de plástico) no muy grandes.

- En la nevera, la leche dura hasta seis días, aunque si la vas a congelar mejor hacerlo en los dos primeros. Congelada dura hasta seis meses.

- Descongélala al baño maría o bajo el grifo del agua caliente.

¿SABÍAS QUE... en la India utilizan un recipiente que se llama paladai para dar la leche a los niños cuando sus madres no están? Es un pequeño cazo con un pico curvado, similar a un vasito pero mucho más sencillo, para darle leche al bebé si no es posible, por cualquier motivo, el enganche al pecho.

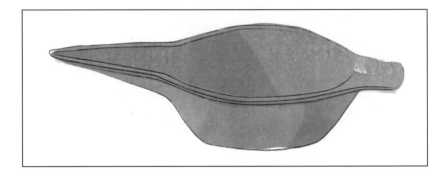

17

VUELTA AL TRABAJO

Ya sabemos que la OMS recomienda una lactancia materna exclusiva hasta los seis meses de vida del bebé, y complementada a partir de entonces con otros alimentos saludables y apropiados hasta los dos años como mínimo. Pero, por desgracia, nos encontramos que en nuestro país esta recomendación no llega a cumplirse en la vida real, dado que el descanso maternal, y con él la disponibilidad total de la madre con su bebé, acaba mucho antes de los seis meses en la mayoría de los casos.

Sobra decir que la reincorporación al puesto de trabajo no debería ser, ni mucho menos, causa de destete, creencia muy extendida en nuestros días. **El destete debería llegar, de forma natural cuando el niño y la madre lo crean oportuno.** Sin embargo, casi todas las mamás esperan angustiadas la vuelta al trabajo tras el nacimiento de sus bebés. Se plantean multitud de dudas sobre cómo van a organizarse para alimentar a su hijo, cómo compatibilizar lactancia y trabajo, quién y cómo cuidará mejor del bebé en su ausencia, sentimientos de culpabilidad por alejarse de él, miedo a las represalias en la empresa tras haber disfrutado de la baja maternal, así como frustración y sobrecarga derivadas de los irreales valores sociales imperantes: «querer llegar a todo» y ser buena madre, buena esposa, buena trabajadora...

De ahí que hayamos elaborado una serie de posibles recursos para echar una mano a esta mamá que antes o después se enfrenta al hecho de volver a trabajar y que no por ello quiere dejar de dar el pecho a su bebé.

DERECHOS CONTEMPLADOS EN LA LEGISLACIÓN ACTUAL

Cada situación es única e individual y dependerá del tipo de trabajo, de la actitud de los compañeros y empresarios, de los turnos, de la familia, de su propia situación emocional, del apoyo social, de las destrezas individuales, de las preferencias del bebé, etc.

Antes de nada, haremos un pequeño repaso por la legislación española en lo que concierne al posparto y la lactancia.

1. **Permiso de maternidad:** la baja maternal en España es de **16 semanas** (a las que se suman dos semanas más por cada hijo múltiple a partir del segundo), seis de las cuales deben ser disfrutadas con carácter obligatorio inmediatamente después del parto. Aunque la madre haya estado ya de baja por motivos médicos antes del parto, sigue teniendo derecho a sus 16 semanas de descanso maternal posteriores al nacimiento. Las siguientes semanas puede seguir disfrutándolas la madre o bien cedérselas al padre.

   La madre también puede optar por disfrutar de su baja maternal a tiempo parcial si previamente lo pacta así con su empresa. Para percibir la prestación por parte de la Seguridad Social, es necesario contar con el informe del médico de cabecera (al que deberemos haber mostrado previamente el informe del parto y quien deberá también elaborar el alta por incapacidad temporal previa al parto si la hubiera) y presentarlo en el Instituto Nacional de la Seguridad Social. Para percibir el subsidio por maternidad, equivalente al cien por cien de la base reguladora, deberá cumplir una serie de requisitos de cotización en función de su edad en la fecha del parto.

   Incluso si la madre no cumpliese ninguno de estos requisitos, podría optar a un **subsidio no contributivo por maternidad de 42 días naturales desde el parto.** Igualmente, el padre con permiso de la madre podría percibir su subsidio contributivo resultante de la resta del no contributivo, de forma compatible con el permiso paterno propio, y siempre y cuando cumpla también ciertos requisitos.

   Los beneficiarios del permiso de maternidad serán aquellas **trabajadoras tanto por cuenta ajena como por cuenta propia,** siempre que estén en situación de alta y afiliadas a la Seguridad

Social, aunque se tendrán en cuenta las peculiaridades de cada caso concreto.

2. **Permiso de paternidad:** al papá le corresponden **13 días** de permiso (en el caso de familia numerosa serían 20 días) que, sumados a los dos días mínimos que le corresponden por nacimiento de un hijo, completan los famosos «15 días de baja paternal». En caso de nacimiento múltiple, se añaden dos días de permiso a partir del segundo hijo; al contrario que la baja maternal, **este es un derecho del que disfruta exclusivamente el padre,** bien a la vez, bien una vez que haya terminado el permiso de la madre. Igualmente, debe estar afiliado a la Seguridad Social y contar con un período de cotización mínimo.

3. **Recurrir a la** *hora de lactancia:* la mamá o el papá pueden entrar media hora más tarde al trabajo o salir media hora antes, o bien emplear 60 minutos seguidos a lo largo de su jornada laboral para alimentar al bebé; la concreción horaria cuenta a cargo del trabajador o trabajadora. Esto resulta especialmente útil si nuestra casa está próxima al trabajo, si tenemos posibilidad de que alguien nos acerque al bebé o si contamos con una guardería en la propia empresa o cercana a ella. La hora de lactancia no se ve disminuida aunque el contrato de la madre sea a tiempo parcial o con reducción de jornada. En caso de gemelos, se tiene derecho a dos horas de lactancia; en caso de trillizos, a tres horas.

   Es importante señalar que *tanto la hora de lactancia como la lactancia acumulada pueden ser disfrutadas bien por la madre, bien por el padre, e independientemente de que se trate de lactancia materna natural o de lactancia artificial.* Para disfrutar del permiso de lactancia, la trabajadora o el trabajador deberán comunicarlo al empresario con una antelación de al menos 15 días.

4. **Optar por la lactancia acumulada:** se puede pactar con el empresario transformar las horas de lactancia potencialmente disfrutables hasta los nueve meses (en concreto, hasta el día antes de cumplir los nueve meses) en jornadas completas, que dependiendo de los convenios colectivos, pueden llegar a convertirse en un par de semanas que prolonguen la baja maternal.

5. **Baja por riesgo durante la lactancia natural:** a pesar de estar contemplada en la legislación, desgraciadamente su existencia no es

tan conocida como la baja por riesgo durante el embarazo. En el caso de una lactancia materna (no artificial, por supuesto, dado que no tendría sentido), si tras una evaluación de riesgos laborales por parte de un médico especialista en vigilancia de la salud o por el médico de Atención Primaria de la madre se llega a la conclusión de que las características del puesto de trabajo suponen un peligro para las trabajadoras lactantes (por ejemplo en el caso de manejo de ciertas sustancias tóxicas o peligrosas, de ruido, estrés térmico, carga mental, etc.), **la empresa está obligada a adaptar el puesto de trabajo para eliminar el riesgo.** Esta adaptación incluye también la no realización de horarios nocturnos o a turnos.

Si la adaptación del puesto no fuera posible, el siguiente paso sería el **cambio de puesto de trabajo,** en categoría similar, o distinto, si fuera necesario, pero conservando el mismo sueldo que se percibía en el puesto anterior. En cuanto desaparezca el peligro, cuando la lactancia natural se extinga o cuando el niño cumpla nueve meses de vida, la trabajadora debería recuperar automáticamente su puesto de origen.

Si el cambio de puesto no resulta viable, la última opción será **suspender el contrato de la trabajadora por riesgo durante la lactancia hasta los nueve meses de vida del lactante.** Para la baja por riesgo durante la lactancia se requiere un informe del médico de cabecera y el certificado del INSS o de la mutua de trabajo, así como el certificado de empresa; el subsidio percibido será del 100% de la base reguladora.

6. **Elaborar un horario más flexible, que le permita hacer efectivo su derecho a la conciliación de la vida personal, familiar y laboral,** bien en base a la negociación colectiva, bien medio pacto con el empresario.

7. **Negociar la posibilidad de trabajar desde el domicilio.**

8. **Recurrir a la reducción de la jornada laboral: se puede solicitar en cualquier momento hasta que el niño cumple los 12 años,** y por medio de dos vías. Sin reducción de salario, supondría optar por reincorporarse al trabajo tras las seis semanas de baja maternal obligatorias y emplear el resto de la baja como una reducción de jornada con sueldo íntegro. La otra vía sería acogerse a la reducción de jornada una vez finalizada la baja maternal, reducción que puede ser de un mínimo de un octavo y de un máximo de la mitad

de la misma, con la consiguiente reducción del salario. Los dos primeros años de la reducción se mantiene la base de cotización a la Seguridad Social. La reducción de jornada laboral es compatible y acumulable a la hora de lactancia.

9. **Solicitar una excedencia por cuidado de hijo, sin sueldo.** Es posible demandarla desde el nacimiento (o resolución administrativa en caso de adopción) de forma ininterrumpida o fraccionada, hasta que el niño cumpla los tres años, y solo se requiere 15 días de preaviso para la reincorporación. Algunas madres solicitan la excedencia unos pocos meses, que les resultan de mucha utilidad para organizarse. En el primer año de excedencia se conserva el mismo puesto de trabajo (en el caso de familia numerosa, se conserva de 15 a 18 meses) y después se ubicaría a la trabajadora o trabajador en un puesto de la misma categoría profesional o equivalente. También se conserva el derecho a asistir a los cursos de formación convocados por la empresa, sobre todo de cara al reciclaje profesional previa incorporación. El nacimiento de cada hijo pone fin a la excedencia por cuidado del anterior.

10. **Vacaciones:** las madres trabajadoras a las que les coincida el período vacacional con una situación de baja por embarazo, parto o lactancia tienen derecho a su disfrute una vez concluidas las situaciones anteriores, aunque ello suponga hacerlo pasado el año natural al que corresponden.

11. **Otros permisos laborales en situaciones especiales de bebés prematuros u hospitalizados tras el parto:**

    a) Derecho a ampliar el permiso de maternidad tantos días como el bebé permanezca ingresado hasta un máximo de 13 semanas.

    b) Derecho a dos días de ausencia del trabajo por nacimiento, hospitalización, enfermedad o defunción de parientes hasta el segundo grado de consanguinidad.

    c) Derecho a ausentarse una hora al día del trabajo.

    d) Derecho a reducir su jornada laboral hasta un máximo de dos horas, con disminución proporcional de su salario.

12. **Garantías frente al despido:** se considerará nulo el despido de una madre trabajadora que ejerce los derechos anteriormente mencionados, salvo en el caso de procedencia del despido.

RECURSOS GENERALES Y CONSEJOS DE UTILIDAD

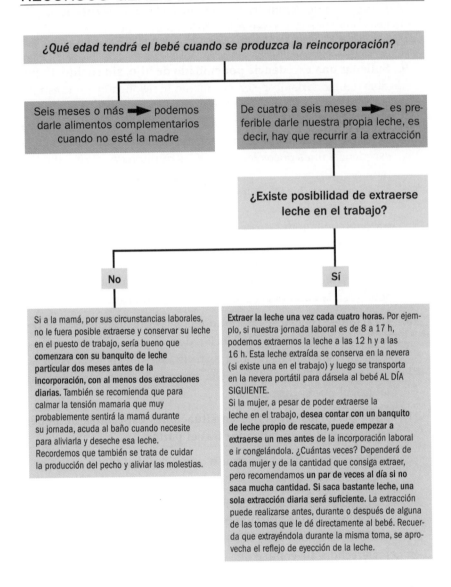

FUENTE: Algoritmo propuesto por Carmela Baeza, médico de familia e IBCLC.

¿Y si la leche extraída no fuera suficiente para nuestro bebé mientras estamos trabajando?

Tranquilidad, para todo hay soluciones.

Si el bebé tiene **menos de seis meses, podemos recurrir a la lactancia mixta** y ofrecerle al bebé leche artificial cuando la madre esté trabajando y el pecho cuando vuelva a casa.

Si, en cambio, **el bebé tuviera ya cumplidos los seis meses o más, se podría recurrir a la alimentación complementaria** en aquellos momentos en los que la madre no esté presente. En caso de necesidad, es posible adelantar la edad de introducción de la alimentación complementaria a los cuatro meses de vida, pero nunca antes.

¿Cómo le damos la leche extraída o la leche artificial?

Muchas mamás y papás tratan de darle al bebé un «biberón de prueba» con la intención de acostumbrarle al nuevo método de alimentación antes de ir a trabajar y muchas veces se encuentran con el más absoluto rechazo del niño a coger la tetina del biberón. Esto, queridos lectores, es algo perfectamente normal.

No tiene sentido querer acostumbrar a un bebé a un biberón cuando siempre ha mamado del pecho. Y tiene todavía menos sentido si es la propia madre la que quiere darle ese biberón de prueba. ¿Acaso el bebé no pensará, confundido: «¡Pero bueno, mi mamá trata de meterme esta sustancia tan rara y desconocida para mí en la boca cuando sé perfectamente por su olor y su tacto que tiene su propia tetita ahí mismo!»?

La realidad es que si un bebé tiene hambre, comerá sea de donde sea; si el pecho de su madre no está en ese momento, tiene dos opciones: no comer nada y esperar a volver a estar con ella (muchos niños aguantan bastantes horas seguidas negándose a comer nada y una vez que vuelve la madre las compensan mamando más) o tomar la leche de su madre en el biberón que le ofrece su papá u otro cuidador.

Hay niños que cambian perfectamente la forma de mamar cuando lo hacen del pecho o de una tetina, pero otros pueden confundirse a pesar de que la lactancia ya esté bien establecida. Si no queréis exponeros a este posible riesgo, lo mejor es que utilicéis desde el principio un vasito pequeño para alimentarle.

Otros consejos interesantes son los siguientes:

- Intentar que exista la **menor distancia posible entre el lugar donde se encuentre el bebé y el trabajo de la madre** para disponer de más tiempo para alimentarle y estar con él.

- Si lo permite, otra opción es **amamantarle en el mismo lugar de trabajo de la madre,** contando con una persona que pueda traerlo y llevarlo. Algunas madres lactantes que establecen fuertes lazos de amistad en los grupos de preparación se convierten en «nanas de la leche»: cuando una trabaja, la otra se ocupa de cuidar a su bebé aparte de al suyo propio y de llevarlo y traerlo para que la madre le amamante.

- Si la mamá tiene en su entorno algún familiar (hermana o amiga íntima) que también esté lactando, podría darle el pecho por ella mientras se encuentre en el trabajo. Es lo que se conoce con el tierno nombre de «**hermanos/as de leche**».

- **Valorar cambiar de trabajo, dejarlo o pedir una excedencia** que nos ahorre dinero en cuidadoras o guarderías.

- **Utilizar las semanas previas a la reincorporación laboral para entrenar a la persona que quedará encargada del bebé.** Puede ser útil mostrarle cómo darle la leche extraída con vasito o cucharilla (recuerda, el biberón no). Saber que el bebé estará en buenas manos y bien alimentado disminuye mucho la angustia de las mamás.

- Practicar la **extracción manual de la leche e ir conservando la leche extraída en el congelador.**

- Si el bebé va a empezar a ir a **una escuela infantil** (las antiguas guarderías), sería bueno que nos informemos previamente de la posibilidad de amamantar al bebé en sus propias instalaciones, así como valorar si cuenta con la logística necesaria para conservar y almacenar la leche extraída de la mamá que le será dada al bebé. Un consejo útil puede ser que la leche de la madre (extraída ese mismo día, o descongelada ese día o el día anterior) llegue a la guardería por medio de neveritas portátiles con frigolines o bolsas isotérmicas, bien envasada y marcada con el nombre y apellidos del niño. Lo ideal es llevar tantos envases o biberones como tomas se necesiten a fin de evitar el exceso de manipulación. Los mismos envases pueden servir para administrar la leche directamente al bebé, tras haber sido calentada adecuadamente. Puede ser muy útil recurrir al protocolo elaborado por la Asociación Española de Pediatría para la Alimentación con Leche Materna en las Escuelas Infantiles: **www.aeped.es/sites/default/files/documentos/201201-lm-escuelas-infantiles.pdf.**

- **Aprovechar todos los momentos que sea posible para amamantar al bebé:** al volver del trabajo, por las tardes, por las noches, los fines de semana, etc.

- A fin de reducir en lo posible el estrés y sobrecarga que puedan afectar al bienestar materno y a la producción de la leche, **la mamá debería descansar siempre que le sea posible,** delegando otras tareas menos acuciantes al padre o a otros familiares.

- Buscar **consejo y apoyo** de otras madres con situaciones o experiencias semejantes, sindicatos, Seguridad Social, profesionales sanitarios, asociaciones de lactancia, etc. Para ahondar en más consejos prácticos de buena calidad sobre este tema, aconsejamos acudir a la lectura del libro de la Liga de la Leche Internacional titulado *El arte femenino de amamantar,* en concreto de su capítulo 14, «Cuando no se puede estar junto al bebé».

RECUERDA

- La reincorporación laboral no tiene por qué significar el destete del bebé.

- La mamá lactante trabajadora (y el padre trabajador) cuenta con muchas opciones legales para poder organizarse lo mejor posible y continuar dando pecho, alimento y afecto a su bebé incluso después de incorporarse al trabajo.

18

DE LÍQUIDO A SÓLIDO: alimentación complementaria

¿CUÁNDO ESTÁ EL NIÑO PREPARADO PARA LA INTRODUCCIÓN DE LOS SÓLIDOS?

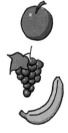 En cuanto a su desarrollo psicomotor, a partir de los seis meses el niño puede llevarse cosas a la boca, inicia movimientos de masticación, le desaparece el reflejo de extrusión (sacar la lengua a modo de protección ante un alimento semisólido) y es capaz de echar hacia atrás el bolo alimenticio para su deglución. También puede aplastar con los labios y las encías los alimentos blandos y tragarlos.

En cuanto a las recomendaciones de las distintas organizaciones nacionales e internacionales, podemos encontrarnos con diferentes puntos de vista. Por ejemplo, la Organización Mundial de la Salud únicamente se guía por la edad del infante y nos dice que hasta los seis meses los niños deben ser alimentados con lactancia materna exclusiva; a partir de entonces, la complementaremos con otros alimentos como mínimo hasta los dos años. La Asociación Española de Pediatría recomienda que vayamos dando alimentos nuevos a partir de los seis meses pero que el bebé sea el que tome la iniciativa y coma alimentos del resto de miembros de la familia, preferiblemente caseros. Y la Asociación Americana de Pediatría va un paso más allá explicando que un niño está listo para empezar a tomar nuevos alimentos cuando es capaz de sentarse estable y sin ayuda, pierde el reflejo de extrusión, muestra interés por la comida de los adultos y sabe mostrar signos de hambre y saciedad con gestos, aunque hay niños que puedan no estar preparados para la alimentación complementaria hasta los ocho meses.

¿Y SI NO DEMUESTRA INTERÉS?

Que tu hijo sea «tardón» no significa que se esté saltando ningún hito evolutivo. De hecho, es probable que note que su organismo es más sensible y la falta de interés puede protegerle de alimentos que podrían crear intolerancias alimentarias.

¿CÓMO INTRODUCIR LOS NUEVOS ALIMENTOS?

No es necesario triturar todos los alimentos, el niño no va a comer así toda su vida. Y, además, si la alimentación debe comenzar cuando este sea capaz de llevarse los productos a la boca... ¿por qué se los trituramos y se los damos nosotros con cuchara?

Dejémosles que experimenten con la comida, se manchen, la huelan, la toquen y la cojan. Los niños comen a través de los sentidos igual que hacemos los adultos... ¿Por qué no les dais lo mismo que coméis vosotros?

¿SE LO DOY ANTES O DESPUÉS DEL PECHO?

Dale siempre después del pecho o entre las tomas y nunca te saltes ninguna para darle alimentos nuevos. Por algo se llama «alimentación complementaria», porque complementa al pecho.

Su estómago es muy pequeño, así que no quieras introducir las cuatro o cinco frutas en una papilla y pretender que se las coma todas, porque tú tampoco podrías con todo eso para merendar.

¿Y SI TRABAJO?

Pues tienes dos opciones: darle los alimentos sólidos cuando estés tú para disfrutar de la experiencia y cerciorarte de que verdaderamente está preparado y mientras esté con otra persona (guardería, cuidadora, familiar, amigo, etc.) que esta le dé tu leche materna extraída previamente, o bien que la persona con la que se quede le dé el alimento nuevo para que cuando llegues tú disfrutéis del momento del amamantamiento.

PRÁCTICAS QUE FAVORECEN LA EXPERIENCIA DEL NIÑO: *BABY LED WEANING*

¿Y cómo lo hacemos? Esta práctica no es más que comer como lo ha hecho hasta ahora: a demanda, dejando que el bebé dirija el proceso de cambio hacia la alimentación variada.

Una de las principales ventajas es la comodidad, ya que el niño va a comer los alimentos que haya en la mesa y no habrá que cocinar nada especial para él. Y, además, se va ir acostumbrando a las comidas que come el resto de la familia.

Ellos ya están acostumbrados a los cambios de sabores, pues la leche materna varía dependiendo de la alimentación de la madre.

De esta forma, regulan lo que comen y eso les protege frente a la obesidad. ¿Cuántas veces hemos visto a niños que son obligados cucharada tras cucharada a comerse un plato de puré mayor del que podemos comer nosotros?

El mayor riesgo: un atragantamiento. Por eso se deben evitar los alimentos duros y pequeños, como los frutos secos y las aceitunas (sobre todo si llevan hueso), la zanahoria o la manzana crudas, y vigilarle mientras come. Además, los bebés prematuros o los que tienen alguna dificultad en su desarrollo puede que tarden más en conseguir estas habilidades y necesitarán comer con ayuda más tiempo. También hay que tener precaución con los niños que padezcan alguna enfermedad crónica o con riesgo de desnutrición. Y puede que los bebés alimentados con fórmula artificial, cuyo sabor no cambia, tengan dificultades con este método, pero eso no significa que no puedan comer así.

¿Y por dónde empiezo?

• Verduras cocinadas al vapor o ligeramente cocidas, asadas o fritas. Pueden estar enteras (judías verdes, ramitos de brócoli o

- coliflor) o cortadas en trozos del tamaño de un dedo (calabacín, zanahoria, calabaza, patata, berenjena, etc.).
- Frutas y verduras crudas, cortadas en forma de «palitos»: pera, plátano, mango, ciruela, aguacate, pepino...
- Carne guisada, cocida o a la plancha, cortada en tiras o con una parte larga para poder agarrarla: pollo, ternera, pavo, cordero, cerdo, hamburguesa...
- Otros: taquitos alargados de queso, pan o tostadas, colines, tortas de arroz, bolas de arroz o arroz cocinado de cualquier forma, minisándwiches (las dos partes de pan se pegan con queso de untar, jamón de York...), macarrones, etc.

FUENTE: tomado de la web enfamilia.aeped.es.

EL RIESGO DE CELIAQUÍA

Se ha observado un menor riesgo de enfermedad celiaca cuanto mayor es el tiempo de lactancia y cuando el gluten se introduce en lactantes que aún están siendo amamantados. Además, se ha demostrado que no hay relación entre el tiempo de introducción de los cereales con gluten y esta enfermedad.

Si un niño tiene tendencia a ser celiaco, va a serlo independientemente de que le demos cereales a los seis, siete u ocho meses. Por eso a partir de los seis meses no hay razón aparente para retrasar su introducción en la dieta del lactante.

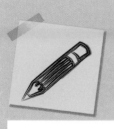

RECUERDA

- La batidora no es imprescindible para darle alimentos nuevos.

- El orden de introducción de los alimentos no tiene importancia, aunque se debería comenzar por los menos alérgenos e ir introduciendo después los más alérgenos, poco a poco, y siempre dejando unos días entre los mismos.

- La cantidad la decide el niño. Nunca hay que forzarles a que coman o terminen lo que hay en el plato.

- No es necesario echar sal ni azúcar en la alimentación del bebé.

- En cuanto al huevo, primero se introduce la yema y después la clara.

- La leche de vaca se debe posponer hasta el año de vida.

- A partir del año, los niños pueden comer de todo.

19
DESPEDIRSE DEL PECHO: el destete

CUÁNDO DESTETAR

Como ya hemos venido recalcando a lo largo del libro, la lactancia materna no solo es alimento, sino que constituye una especial forma de conexión que satisface muchas necesidades más allá de la mera nutrición.

Dar el pecho resulta una fuente de consuelo, de cariño, de conexión y de unión entre sus dos protagonistas... Por eso abandonarla puede no resultar lo más sencillo de este mundo. Para el bebé/niño puede vivirse con sentimientos de frustración, y para la madre pueden aparecer las sombras de la culpabilidad y el duelo por la pérdida de esta mágica relación.

Mientras que en la naturaleza la mayoría de las especies de mamíferos destetan a una edad más o menos concreta, por influencia biológica, en el ser humano no ocurre así, pues entran en juego muchos factores además de nuestra pura y llana biología, como son los culturales, sociales, emocionales, etc. A nivel general, en la mayoría de las culturas el destete llega de forma natural tras los dos o tres años.

No existe por tanto en el ser humano una edad concreta a la que los profesionales o las sociedades científicas recomienden destetar. Es como pretender que exista una norma escrita de cuánto debería durar un matrimonio *normal*, o una relación con un amigo querido. Los límites dependen de las dos partes y de las circunstancias. Lo que está claro es que, a nivel general, resulta más difícil destetar a un niño de un año o más que a niños más pequeñitos.

De cualquier manera, en el momento en el que el niño comienza a tomar otra alimentación complementaria al pecho se puede decir que ya se está iniciando un destete progresivo, que puede llegar a durar años (en inglés, tal vez el término es más acertado, *weaning,* cuyo significado es el de «deshabituarse»).

Dado que la lactancia es cosa de dos (¡o a veces de tres!), la iniciativa de quién quiere dejar el pecho de forma más o menos inmediata puede partir de:

- **La mamá:** los motivos que la llevan a querer abandonar el pecho pueden ser muy variados, como una separación prolongada; ciertas presiones sociales, familiares, laborales; molestias durante el siguiente embarazo; aparición de sensaciones poco placenteras o de rechazo físico con el amamantamiento; simplemente cansancio o el deseo de una mayor independencia física del pequeño, o por otras muchas razones personales.

  Es importante que, sea cual sea la causa, la mamá sepa que sigue siendo una buena madre aunque desee destetar definitivamente al niño, y que en la naturaleza animal suelen ser las hembras las que destetan a su cría de forma más o menos brusca y sin miramientos. Nuestra parte racional muchas veces nos juega malas pasadas con pensamientos de culpabilidad, cuando en otras especies de mamíferos el proceso es más simple.

  Por supuesto, la madre también puede necesitar destetar bruscamente en determinadas situaciones de salud, como por ejemplo por una enfermedad importante (cáncer), medicación realmente incompatible, o en circunstancias más tristes, como el fallecimiento del bebé antes o al poco de nacer. En estos casos concretos, es necesario la ayuda de un profesional experto en lactancia para enseñar a la mamá a inhibir la lactancia desde un principio, con ayuda de medicación y de un manejo físico del pecho adecuado, retirando las tomas o las extracciones de forma paulatina (por ejemplo, una toma cada dos días), sin necesidad de consejos desfasados como el vendaje del pecho o pasar sed. En casos de necesidad de *destete exprés,* a algunas madres les resulta útil untarse sustancias con sabor desagradable para el bebé en los pezones, como aloe vera, o colocarse tiritas en los pezones para dar a entender al niño que la «teta está malita».

- **El lactante:** puede decidir destetarse de un día para otro, o bien hacerlo de una forma paulatina, mamando menos cada día. A veces el destete dirigido por el niño responde a cambios en el volumen y en el sabor de la leche por un nuevo embarazo, hecho que les hace perder el interés en el pecho. Al contrario de lo que popularmente se tilda prejuiciosamente de «vicio» o de «manipulación» en los niños mayores de un año que aún maman, todos los niños se destetan antes o después como parte de su proceso madurativo.

TRUCOS PARA UN DESTETE SALUDABLE

1. **Gradualidad** (qué hacer si se necesita destete exprés): tanto si el destete lo decide el niño como si es la madre quien lo desea, este debería llevarse a cabo de una forma gradual para evitar problemas, como posibles ingurgitaciones y mastitis. Se trata de cuidar físicamente también la integridad de la glándula mamaria, espaciando las tomas, de tal forma que la producción de leche vaya disminuyendo de forma fisiológica.

2. **Posponer el momento de la toma cuando la madre considere que no es el lugar o el momento adecuados, o pactar con el niño las condiciones:** «cuando lleguemos a casa», «cuando hayas cenado», «cuando vayas a irte a dormir», etc.

3. **Distracción:** resulta útil conocer en qué momentos el niño suele demandar el pecho para atajar su petición con otras distracciones, como juegos, un paseo, etc.

4. **Cubrir la alimentación y la hidratación:** el niño no puede pasar hambre o sed en el proceso de destete; por eso es importante que le proporcionemos otros alimentos o agua (recuerda que a partir de los seis meses) antes de que pida el pecho por hambre.

5. **Seguir proporcionando afecto:** sustituir la toma al pecho por abrazos, caricias, juegos; en definitiva, tiempo y presencia con el niño.

6. **Explicar con cuentos populares o de invención propia para favorecer el destete nocturno,** como por ejemplo *El cuento de la teta cansada*, de Montse Reverte, disponible para descarga digital gratuita en **www.dormirsinllorar.com/la_teta_cansada.htm.**

7. **Contar con la colaboración del papá, la pareja u otros familiares,** que pueden distraer al pequeño con otras actividades o estímulos cuando pida el pecho, por ejemplo, proporcionando agua por la noche cuando demande su toma nocturna, contándole un cuento antes de dormir o jugando más con él. Es importante señalar que en este proceso de transición el niño necesitará más atención y dedicación por parte de su entorno.

RECUERDA

- No hay una edad tope de destete, pues depende de las necesidades y deseos tanto de la madre como del niño.
- Independientemente de quién decida el destete, para que se produzca de forma lo más saludable posible para ambos debería efectuarse de manera progresiva y respetuosa.

20
EMPEZAR DE CERO: relactación e inducción a la lactancia

En muchas ocasiones se produce un abandono de la lactancia materna por causas como mal manejo de los problemas con el pecho, presión social, deseo materno, ingreso hospitalario de alguno de los dos, interrupción de la estimulación ante separaciones de la madre e hijo... Sin embargo, posteriormente, algunas madres lamentan haberlo hecho y desean **relactar** de nuevo. Este es un objetivo alcanzable, pero se necesita tiempo y dedicación para conseguirlo.

En otras situaciones, como la adopción de un bebé, maternidad subrogada (vientre de alquiler), o simplemente parejas homosexuales que desean amamantar a sus hijos, se puede recurrir a la denominada **inducción** a la lactancia.

Reiniciar la lactancia perdida o iniciarla desde cero no es fácil; por ello son fundamentales el deseo y la motivación maternos, además de un buen apoyo social, familiar y profesional.

Como bien sabemos por la lectura de capítulos anteriores, el estímulo sobre el pezón-areola (ya sea por la succión del bebé, extracción manual o con sacaleches) desencadena un reflejo hormonal doble: se producen prolactina y oxitocina. Por tanto, si hay estimulación, ¡hay leche!

El inicio de la producción de leche tiene lugar en los primeros días, aunque llegar a una lactancia materna exclusiva puede tardar hasta dos meses; sobre todo ante una inducción con la que probablemente solo se consiga un lactancia parcial, que sería ya un gran logro.

Si tu idea es una inducción de lactancia materna, lo mejor es comenzar un tratamiento hormonal (estrógenos + progesterona) de cuatro a seis meses antes de la llegada del bebé. Este tratamiento se interrumpirá unos días antes para continuar con una estimulación con sacaleches y la toma de medicamentos que aumentan la producción de leche (galactogogos). Las extracciones serán muy frecuentes y de poco tiempo (unos cinco minutos en total), y se puede etiquetar y conservar la leche que vayas obteniendo. De este modo, se acelerará el proceso de producción.

Cuando tengas a tu hijo, lo mejor será que las tomas sean frecuentes (recuerda, ocho tomas como mínimo al día), lo mantengas lo más cerca posible y realices piel con piel.

Los suplementadores son muy útiles en estos casos, ya que al mismo tiempo que el bebé está siendo alimentado (con leche artificial, por ejemplo), se está produciendo la estimulación del pecho porque el niño está succionando.

Lenore Goldfarb, consultora canadiense de lactancia, creó un protocolo hormonal estandarizado para la inducción de la lactancia disponible en su sitio web: **www.asklenore.info/breastfeeding/induced_lactation/ adoptive_breastfeeding.shtml.** No obstante, nuestra recomendación es que antes de utilizar cualquier medicación lo consultes previamente con tu médico.

No es conveniente obsesionarse con la cantidad de leche que puedes llegar a producir, ya que la mayoría de las veces solo se consigue una lactancia mixta. Debes tener en cuenta que el objetivo final de la inducción o relactación no es la nutrición de tu hijo a través de tu pecho exclusivamente, sino la comunicación y la creación de un vínculo estrecho con él.

RECUERDA

- Tanto la relactación como la inducción a la lactancia son objetivos costosos pero alcanzables. Requieren de una alta motivación y dedicación por parte de la madre, quien debe contar además con un buen apoyo de su entorno.

- En estos casos, no deberíamos obcecarnos en lograr una lactancia exclusiva, sino en disfrutar de los méritos de una lactancia materna parcial y de una relación más estrecha con el bebé.

21
¿CAMBIA LA SEXUALIDAD CON LA LACTANCIA?

La respuesta es sí. Hay que tener en cuenta que, debido a los cambios hormonales, físicos y psicológicos, la sexualidad puede estar afectada.

Las mayores dificultades que atraviesan las madres después de un parto son el cansancio, el estrés, el miedo al dolor, así como temor a un nuevo embarazo.

Cada mujer necesita un tiempo específico para reanudar sus relaciones sexuales, aunque en todos los casos hay un denominador común: las relaciones con penetración se deben retrasar hasta que desaparezcan los loquios (es decir, el sangrado).

Por un lado, la lubricación puede estar disminuida por la caída de los estrógenos. Además, el aumento de la prolactina, el miedo al dolor, las secuelas psíquicas, si el parto ha sido traumático, la autopercepción corporal negativa y el cansancio por el cuidado continuo del hijo provocan una disminución de la libido.

Por otro lado, si el suelo pélvico se queda debilitado y hay una menor adaptación de las paredes de la vagina al pene en el momento del coito, la estimulación puede ser menor.

A esto hay que añadir que las mujeres que han padecido las secuelas de una cicatriz tras una episiotomía o un desgarro pueden sentir dolor con el coito.

Sin embargo, hay estudios que demuestran que el aumento de la oxitocina debido a la lactancia puede provocar mayor placer en la relación, por lo que no todo debe ser negativo en este reinicio.

Hasta ahora solo hemos mencionado las relaciones sexuales coitales, pero las que no implican una penetración pueden ayudar a retomar con mayor normalidad nuestra vida sexual. A veces es más satisfactorio un buen masaje, unas caricias o un abrazo. También ayuda hablar entre la pareja de sentimientos, aspiraciones y deseos y, sobre todo, evitar que la otra persona se sienta rechazada.

CONSEJOS PARA RETOMAR LAS RELACIONES SEXUALES SIN MIEDO

- Tened tiempo y paciencia. Ya sabemos que estos no se compran en la farmacia, pero los vais a necesitar.
- Comunicaos entre vosotros, decíos lo que sentís sin miedo y con respeto hacia la otra persona.
- Buscad intimidad.
- Si la penetración es molesta, utilizad lubricantes, sobre todo las primeras veces.
- Realiza un masaje con un aceite (por ejemplo, de rosa mosqueta) en la entrada de la vagina para ablandar la cicatriz que pudiera quedar.
- Buscad otras posturas más cómodas; ayudan aquellas en las que la mujer tiene un mayor control de la entrada del pene en la vagina porque disminuyen el dolor.
- Desarrollad otras técnicas sexuales, como la masturbación.
- Elegid el método anticonceptivo que mejor se adapte a vosotros.

ANTICONCEPTIVOS Y LACTANCIA

Con la lactancia materna, la menstruación puede inhibirse o tardar en reaparecer, pero no por ello queda descartada la posibilidad de embarazo. Por ello es preciso elegir un buen método anticonceptivo.

En cuanto a estos, si optas por los hormonales, con la lactancia materna debes tener en cuenta que los que no podrías utilizar son los que contienen estrógenos, ya que estos podrían disminuir la producción láctea. Por tanto vuestras opciones son:

- **Métodos de barrera:** preservativo, diafragma, espermicidas y capuchón cervical.

- **Anticoncepción hormonal:** contendrá progesterona, por lo que, cuando aparezcan las reglas (si lo hacen), los sangrados pueden ser intermitentes, de poca cantidad o incluso desaparecer. Actualmente en España se comercializan:

  o **La píldora de progesterona o minipíldora** (Cerazet®): actúa inhibiendo la ovulación y es importante tener en cuenta que no admite un olvido de más tres horas.

  o **Implante subcutáneo** (Implanon® o Jadelle®): su colocación requiere una pequeña intervención con anestesia local en el brazo y su efecto dura unos tres años.

  o **Inyección intramuscular** (Depo-progevera®): es una inyección que se administra cada tres meses.

- **Dispositivo intrauterino:** se puede colocar justo después del parto, o en cualquier momento, con o sin regla, pero nunca ante signos de inflamación pélvica o endometritis. Lo ideal sería esperar entre seis y ocho semanas después del parto. Podríais optar por dos tipos: el de cobre o el hormonal de Levonorgestrel (progesterona).

- **Esterilización:** es una anticoncepción irreversible y requiere una reflexión previa sobre el deseo de no tener más hijos. Si tu parto acaba en una cesárea, puedes optar por la ligadura de trompas en ese mismo momento. Pero si no te han practicado una cesárea o tu decisión es posterior al parto, ya no es necesario entrar en un quirófano para hacerlo. Podrías optar por el método Essure®, consistente en pequeñas espirales colocadas en las trompas mediante histeroscopia (una cámara que se introduce en el útero a través de la vagina), sin necesidad de anestesia, tan solo con un analgésico o sedante, totalmente compatible con la lactancia. Por supuesto, el hombre también puede optar por un método irreversible, como es la vasectomía (corte de los conductos deferentes de los testítulos).

¿QUÉ ES EL MÉTODO MELA?

Las siglas MELA significan Método de Amenorrea en la Lactancia. Es un método sencillo, barato e inocuo cuya eficacia llega al 98 por ciento si se utiliza adecuadamente.

Con una lactancia materna exclusiva no tienen por qué aparecer las menstruaciones debido al freno que realizan la prolactina sobre la ovulación. Aunque el **requisito de ausencia de reglas a partir de los 56 días posparto es fundamental para que este método funcione, se deben cumplir otros: bebé menor de seis meses, lactancia exclusiva (sin otros líquidos) y con tomas frecuentes, sin descanso nocturno de más de seis horas ni diurnos de más de cuatro.** A partir de los seis meses la eficacia de este método disminuye por el inicio de la alimentación complementaria y el aumento del espacio entre las tomas.

¡NO TE OLVIDES DE LAS CITOLOGÍAS! CONTROL Y DETECCIÓN PRECOZ DE CÁNCER DE CUELLO DE ÚTERO

No queremos acabar este capítulo sin recordar la importancia de un buen control y seguimiento del cribado del cáncer de cuello de útero. El cáncer de cuello de útero es la segunda neoplasia más frecuente en el mundo en las mujeres después del cáncer de mama, según datos de la OMS de 2013. Este cribado de mujeres sanas mediante citología cervical ha demostrado claramente su eficacia, puesto que su aplicación de forma adecuada y sistemática en determinados países ha conseguido reducir en un 70-80 % la incidencia y mortalidad de este cáncer. Además, múltiples estudios demuestran que el virus del papiloma humano (VPH), transmitido por las relaciones sexuales, es el agente causante de la práctica totalidad de los casos de este cáncer.

Por lo tanto, las citologías deberán repetirse con una periodicidad de tres años hasta los 35 años y de cinco años a partir de los 36 (si la misma prueba en la que se extrae la muestra para citología sirve también para detectar el VPH); si no, la frecuencia debería ser menor a partir de esta edad, o sea, cada tres años. El cribado debería iniciarse a la edad de 25 años y su finalización se realizará a los 65, si este ha sido adecuado y negativo en los 10 años previos y no habido ninguna alteración celular sospechosa en los 20 años anteriores.

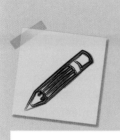

RECUERDA

- Tómate tu tiempo para el inicio de las relaciones sexuales, cada mujer necesita el suyo.

- Aunque no tengas reglas, puedes quedarte embarazada.

- Encuentra el método anticonceptivo que mejor se adapte a ti.

- El método MELA es tan eficaz como el DIU o la minipíldora si se utiliza correctamente.

- Acuérdate de llevar un buen control de citologías durante tu vida sexual.

Bibliografía consultada

Capítulo 1

- Código Internacional de Comercialización de Sucedáneos de Leche Materna. OMS/UNICEF. 1981.
- Bergman, N. J. (2005). *Kangaroo mother care. Restoring the original paradigm for infant care and breastfeeding* [DVD].

Capítulo 3

- Bergman, N. J. (2013). Neonatal stomach volumen and physiology suggest feeding al 1-h intervals. *Acta Paediatr.*, agosto, 102(8): 773-777.
- Rath, E. M., Duff, A. P., Håkansson, A. P., Vacher, C. S., Liu, G. J., Knott, R. B. y Church, W. B. (2015). Structure and potential cellular targets of HAMLET-like anti-cancer compounds made from milk components. *J. Pharm. Sci.*, 18(4): 773-824.

Capítulo 4

- Wise, L. A., Titus-Ernstoff, L., Newcomb, P. A., Trentham-Dietz, A., Trichopoulos, D., Hamptom, J. M. et al. (2009). Exposure to breastmilk in infancy and risk of breast cancer. *Cancer causes Control*, septiembre, 20(7): 1083-1090.

Capítulo 6

- Kramer, M. S., Barr, R. G., Dagenais, S., Yang, H., Jones, P., Ciofani, L. y Jané, F. (2001). Pacifier use, early weaning, and cry/fuss behavior. A randomized controlled trial. *JAMA*, 286(3): 322-326.
- Academia de Medicina de Lactancia Materna (2012). Protocolo clínico de la ABM núm. 25: Recomendaciones para ayunos previos a procedimientos en bebés lactantes. *Pautas NPO*, 7(3).

Capítulo 8

- Jordan, S., Emery, S., Watkins, A., Evans, J. D., Storey, M. y Morgan, G. (2009). Associations of drugs routinely given in labour with breastfeeding at 48 hours: analysis of the Cardiff Births Survey. *BJOG*, noviembre, 116(12): 1622-1629.
- Lind, J. N., Perrine, C. G. y Li, R. (2014). Relationship between use of labor pain medication and delayed onset of lactation. *J. Hum. Lact.*, mayo, 30(2): 167-173.
- Dozier, A. M., Howard, C. R., Brownell, E. A., Wissler, R. N., Glantz, J. C., Ternullo, S. R. et al. (2013). Labour epidural anesthesia, obstetric factors and breastfeeding cessation. *Matern Child Health J.*, mayo, 17(4): 689-698.
- Departamento de Salud Reproductiva e Investigaciones Conexas (2004). Organización Mundial de la Salud. Método madre canguro. Guía práctica. Ginebra.
- Smith, L. J. y Kroeger, M. (2010). *Impact of birth practices on breastfeeding*. Massachusetts: Jones and Bartlett Publishers.

Capítulo 9

- Lasarte Velillas, J. J. (2009). Papel del padre durante la lactancia. *Famiped*, 2(4).

Capítulo 10

- Redondo Collado, D. et al. (2016). *Abordaje de las dificultades más frecuentes en lactancia materna. Evidencia científica*. Barcelona: FAME.

Capítulo 11

- McClure, V. (2014). *Masaje infantil: guía práctica para el padre y la madre*. Barcelona: Ediciones Médici.
- Baeza, C. (2015). Dolor en la mama lactante: claves etiológicas y manejo clínico (I). *Monografías clínicas en lactancia materna*, pp. 3-13. Madrid: Centro Raíces.

Capítulo 14

- Jové, R. (2007). *Dormir sin lágrimas: dejarle llorar no es la solución*, 8.ª edición. Madrid: La Esfera de los Libros.
- Ball, H. (2012). Sleeping with the baby. Breastfeeding briefs. *IBFAN*, septiembre, 53.
- SIDS and Other Sleep-Related Infant Deaths (2011). Expansion of recommendations for a safe infant sleeping environment. *Pediatrics*, octubre, 128(5): 1030-1039.
- Ribera, L. L., Paricio Talayero, J. M., Lasarte Velillas, J. J. y Hernández Aguilar, M. T. (2013). Comunicado de IHAN-España sobre la práctica del colecho y el amamantamiento para más profundidad en el tema.

- López Acuña, E. S. y Salmerón Ruiz, M. A. (2014). El porteo ergonómico. *Pediatr. Integral*, 18(10): 774-780.
- Merchant, K., Martorell, R. y Haas, J. (1990). Maternal and fetal responses to the stresses of lactation concurrent with pregnancy and of short recuperative intervals. *Am. Soc. Nutrition*, agosto, 52(2): 280-288.
- Victora, C. G., Lessa Horta, B., Loret de Mola, C., Quevedo, L., Tavares Pinheiro, R., Gigante, D. P. et al. (2015). Association between breastfeeding and intelligence, educational attainment, and income at 30 years of age: A prospective birth cohort study from Brazil. *Lancet Glob. Health*, 3: 199-205.
- Paricio Talayero, J. M. (2013). Lactancia prolongada... ¿hasta cuándo es normal? Perspectiva histórico-antropológica. VII Congreso español de Lactancia Materna. V Reunión Nacional de Bancos de Leche Humana.

Capítulo 15

- Koren, G. (2002). Drinking alcohol while breastfeeding. Will it harm my baby? *Can. Fam. Pshysician.*, 48: 39-41.
- Díaz-Gómez, N. M., Ares, S., Hernández-Aguilar, M. T., Ortega-García, J. A., Paricio Talayero, J. M. y Comité de Lactancia Materna de la Asociación Española de Pediatría (2013). Contaminanates químicos y lactancia materna: tomando posiciones. *An. Pediatr. (Barc.)*; 79(6): 391.e1-391.e5.

Capítulo 16

- Ovesen, L., Jacobson, J., Leth, T. y Reinhaldt, J. (1996). The effect of microwave heating on vitamins B1 and E and linolenic acids and inmunoglobulins in human milk. *Int. J. Food Sci. Nutr.*, septiembre, 47(5): 427-436.
- Nemethy, M. y Clore, E. R. (1990). Microwave heating of infant formula and breast milk. *J. Pediatr. Health Care*, 4 (3): 131-135.

Capítulo 17

- Real Decreto Legislativo 1/1995, de 24 de marzo, por el que se regula el Estatuto de los Trabajadores. *Boletín Oficial del Estado núm. 75* (29-03-1995).
- Ley de Prevención de Riesgos Laborales. Ley 31/1995 de 8 de noviembre. *Boletín Oficial del Estado núm. 269* (10-11-1995).
- Ley para Promover la Conciliación de la Vida Familiar y Laboral de las Personas Trabajadoras. Ley 39/1999 de 5 de noviembre. *Boletín Oficial del Estado núm. 266* (07-11-1999).
- Ley para la Igualdad Efectiva entre Hombres y Mujeres. Ley orgánica 3/2007 de 22 de marzo. *Boletín Oficial del Estado núm. 71* (23-03-2007).
- Real Decreto 295/2009, de 6 de marzo, por el que se regulan las prestaciones económicas de la Seguridad Social por maternidad, paternidad, riesgo durante el embarazo y riesgo durante la lactancia natural. *Boletín Oficial del Estado núm. 69* (21-03-2009).

- Castro García, C. y Pazos Morán, M. (2011). Hombres, cuidados e igualdad de género. Fundamentos para la equiparación efectiva entre padres y madres. Documento de trabajo.
- Directrices para la Evaluación de Riesgos y Protección de la Maternidad en el Trabajo. Instituto de Seguridad e Higiene en el Trabajo. Ministerio de Trabajo y Asuntos Sociales.
- Instituto de la Mujer: www.inmujer.gob.es/conoceDerechos/preguntas/lactancia.htm.
- Seguridad Social: http://www.seg-social.es/Internet_1/Trabajadores/PrestacionesPension10935/index.htm.
- Díaz Gómez, N. M. *Estoy amamantando y voy a volver a trabajar, ¿cómo lo hago? ¿Afectará a mi producción de leche el estrés laboral?* Web Asociación Española de Pediatría. Comité la Lactancia Materna.

Capítulo 19

- López, R., Bastian, R., López, C., Márquez, R., Reverte, M., Salas, M. et al. (2014). *Dormir sin llorar. El libro de la web*, 1.ª edición. Santa Cruz de Tenerife: Ob Stare.

Capítulo 21

- Torné Bladé, A., Pino Saladrigues, M., Cusidó Gimferrer, M., Alameda Quitllet, F., Andia Ortiz, D., Castellsagué Piqué, X. et al. (2014). Guía del cribado de cáncer de cuello de útero en España. *Rev. Esp. Patol.*, 47(1): 1-43.
- Roig-García, M. C., Borràs Bentanachs, M. E., Mitjans-Montoliu, E., Navarro-Tolosa, M. J. y Barana-Vidal, C. (2015). La matrona en el cribado de cáncer de cérvix y detección del virus del papiloma humano, según el país de procedencia. *Matrona Prof.*, 16(3): 96-102.

Libros y artículos

- Aguayo Maldonado, J., Gómez Papi, A., Hernández Aguilar, M. A., Lasarte Velillas, J. J., Lozano de la Torre, M. J. y Pallás Alonso, C. R. (2008). *Manual de lactancia materna: de la teoría a la práctica*. AEPED. Madrid: Médica Panamericana.
- González, C. (2009). *Un regalo para toda la vida: guía de la lactancia materna*, 2.ª edición. Barcelona: Planeta.
- González, C. (2016). *Manual práctico de lactancia materna*, 3.ª edición. Barcelona: ACPAM.
- Wiessinger, D., West, D. y Pitman, T. (2011). *El arte femenino de amamantar. La Liga de la Leche Internacional*, 8.ª edición. Barcelona: Ediciones Médici.

Páginas web de interés

La Liga de la Leche Internacional:
www.laligadelaleche.es

Unicef:
www.unicef.org

Alba Lactancia Materna:
www.albalactanciamaterna.org

Organización Mundial de la Salud:
www.who.int

Iniciativa para la Humanización de la Asistencia al Nacimiento y la Lactancia:
www.ihan.es

Asociación Española de Bancos de Leche Humana:
www.aeblh.org

Hospital de Denia:
www.e-lactancia.org

Instituto de la Mujer y para la Igualdad de Oportunidades:
www.inmujer.gob.es

Asociación Española de Pediatría:
www.aeped.es

Web en Familia. Asociación Española de Pediatría. Web para padres:
http://enfamilia.aeped.es/

Kangaroo Mother Care (Método Madre Canguro):
www.kangaroomothercare.com

Institute of Science and International Security:
www.isisonline.org.uk

LactMed: a toxnet database (Biblioteca Nacional de Medicina de Estados Unidos):
www.toxnet.nlm.nih.gov

Página web de Lenore Goldfarb, consultora canadiense de lactancia:
http://www.asklenore.info/

TÍTULOS PUBLICADOS